Tree of Life Aroma Workshop BOOK

生活の木
アロマワークショップ BOOK

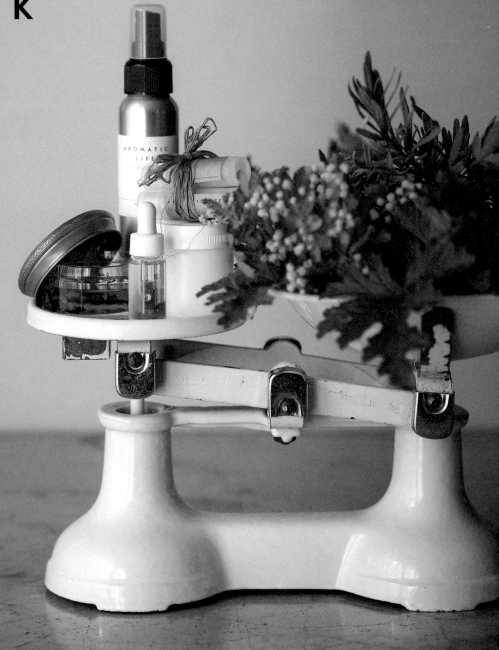

PARCO出版

はじめに　生活の木のショップでは、
精油やフローラルウォーター、ドライハーブなどを使い、
誰でも気軽に楽しめる「ワークショップ」を季節にあわせて開催しています。
どのレシピもスタッフが試行錯誤を重ねて生み出したもので、
それらのナチュラルコスメやアロマクラフトなどの手作り体験は、
これまでたくさんの方々にご参加いただき、大好評を博しています。

そんなワークショップの中から、
四季に応じた各月のベストレシピとともに最新レシピを紹介いたします。
テーマは「スキンケア」「メンタルヘルスケア」「ホームケア」の3つ。
どれも簡単に作れるものばかりです。
使うときはもちろん、自分で手作りする楽しさもいっぱい。

さぁ、新しい毎日のスタートです！
あなたの暮らしに素敵な彩りを添えてください。

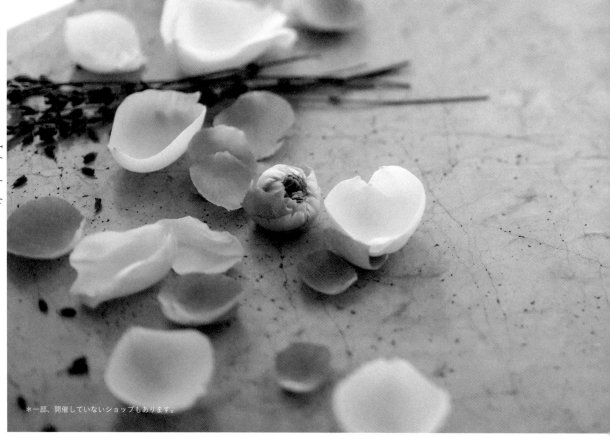

＊一部、開催していないショップもあります。

作り始める前に

●本書で紹介するレシピを最初に作るときは、必ずパッチテストを行い、トラブルが起きないことを確認してください。

パッチテストのやり方
腕の内側などのやわらかい部分に、材料を少量だけ塗り、24時間ほど放置して肌の状態をチェックします。発疹、かゆみを感じるなどの異常があれば、ただちに水で洗い流して使用を中止します。なお精油は植物オイルに0.5%希釈の上、パッチテストを行います。いずれも、初めて使用する材料は、少量でのパッチテストをおすすめします。

●精油は原液が直接肌につかないようにしてください。
また大変危険なので、絶対に飲用しないでください。
火の近くで使用するのも厳禁です。
幼児やペットの手の届かない場所に保管するなど注意してください。

●一度にたくさん作らず、使用期限内に使いきれる分量だけ作ります。材料は少量ずつ使うことが多いので、レシピ通りにきちんと計量してください。精油などは多く使うほどに効果が増すということはありません。

●保存料や防腐剤などの添加物は使っていないので、保存容器には使用用途（名称など）と作った日付を記入したラベルシールを貼り、使用期限内に使いきるようにします。

●保存容器は消毒用エタノールを使うなどして、減菌処理しておきます。万が一、異常を感じたら、使用を中止して専門医に相談してください。

●精油を使った手作りのものを許可なく他人に販売することは、薬機法で禁止されています。
友人にプレゼントするのは薬機法に違反はしていないという考え方もありますが、何らかのトラブルが起きたら大変です。
自己責任のもと家庭内で楽しむようにしてください。

Contents

本書に掲載されている容器や材料は、生活の木で取り扱いのない商品もあります。

精油

Essential oil

精油はエッセンシャルオイルとも呼ばれ、
植物の花や葉、果皮、根、種子、樹脂、樹皮の部位から、
水蒸気蒸留法や圧搾法といった植物に適した方法で揮発成分を抽出したもの。
精油には、実にさまざまな芳香成分や薬理作用があります。
本書に登場する精油の効能の一部を一覧にしました。

	ストレス解消	リラックス	リフレッシュ	安眠	集中力アップ	ムードを高める	風邪緩和	せき・鼻づまり解消	デトックス	美肌	消臭・空気清浄	防虫
ハーブ系												
クラリセージ	●	●	●	●		●		●				
シソ		●										
スペアミント	●		●		●		●					
ハッカ	●		●		●		●					
ペパーミント	●		●		●		●		●		●	
マジョラム	●	●			●							
ローズマリー・シネオール	●		●		●		●				●	
フローラル系												
カモマイル・ローマン	●	●		●						●		
ジャスミン	●	●				●				●		
ゼラニウム	●	●	●						●			●
ネロリ	●	●		●						●		
パルマローザ	●	●								●	●	
ラベンダー	●	●		●				●		●		
ローズAbs.	●	●								●		
ローズオットー	●	●	●							●		
柑橘系												
オレンジスイート	●	●	●	●			●				●	
グレープフルーツ	●	●	●						●			
シトロネラ			●								●	●
ベルガモット	●	●	●	●								
ベルガモット(FCF)	●	●	●									
マンダリン	●	●	●	●								
リツエアクベバ		●	●									●
レモン			●		●						●	
レモン(FCF)	●		●		●						●	
ユズ(水蒸気蒸留法)	●	●	●				●					
樹脂系												
フランキンセンス	●	●	●	●			●	●				
ベンゾイン		●				●	●	●				

ローズAbs. … Abs.はアプソリュートと読み、揮発性の溶剤を使って抽出する方法のこと。こうして作られたデリケートなローズの精油は、水蒸気蒸留法で抽出したものより、香りは濃厚になる。

ベルガモット（FCF）、レモン（FCF） … FCFはフロクマリンフリーと読み、肌にダメージを与える光毒性のあるフロクマリンという成分を取り除いたもの。

ユズ（水蒸気蒸留法） … ユズには水蒸気蒸留法と圧搾法の抽出方法があるが、光毒性の心配がなく、香りのやわらかい水蒸気蒸留法のものを使用。

	ストレス解消	リラックス	リフレッシュ	安眠	集中力アップ	ムードを高める	風邪緩和	せき・鼻づまり解消	デトックス	美肌	消臭・空気清浄	防虫
スパイス系												
トンカビーンズ		💧										
樹木系												
サイプレス	💧	💧		💧			💧	💧	💧		💧	💧
シダーウッド・アトラス		💧				💧			💧		💧	💧
ティートリー			💧				💧	💧			💧	💧
ヒノキ	💧			💧			💧				💧	💧
ホーリーフ		💧		💧		💧						💧
ユーカリ・グロブルス			💧				💧	💧			💧	
ユーカリ・ラディアータ			💧	💧			💧	💧			💧	
オリエンタル系												
サンダルウッド・インド	💧	💧		💧		💧		💧	💧	💧		

フローラルウォーター
Floral water

精油を水蒸気蒸留法で抽出する際にできる芳香蒸留水のこと。
ごく微量の精油成分が溶け込んでいます。
精油とは違い、希釈せずにそのまま使えます。

ダマスクローズ

女性を魅了する優雅で華やかな香り。ホルモンバランスの乱れをやわらげる効果があり、肌のアンチエイジング効果にも優れている。

ラベンダー

ほんのり甘く、さっぱりした香り。リラックス効果があり、過剰な皮脂の分泌を抑えて除菌する効果も期待できる。

ネロリ

フローラルのやさしい甘さが漂う香り。心を落ち着かせる効果があり、肌の保湿やたるみの引き締めなどに効果的。

ローズマリー

清涼感のある、やや刺激的な香り。リフレッシュ効果があり、髪や頭皮に使うと、フケや抜け毛の予防に効果を発揮する。

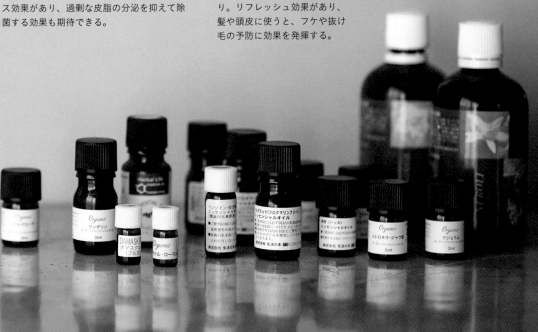

ドライハーブ

ドライハーブは季節を問わずに入手でき、
なかには薬用植物として、健康管理や美容目的に活用するものもあります。
ハーブティーだけでなく、バスポプリやアロマクラフトにも活用します。

	ストレス解消	リラックス	リフレッシュ	安眠	集中力アップ	ムードを高める	風邪緩和	せき・鼻づまり解消	デトックス	美肌	消臭・空気清浄	防虫
カモマイル	🌿	🌿		🌿			🌿			🌿		
カレンデュラ	🌿	🌿					🌿	🌿		🌿		
ネトル	🌿		🌿						🌿			
ブルーマロウ	🌿						🌿	🌿		🌿		
ペパーミント			🌿		🌿			🌿			🌿	🌿
ラベンダー	🌿	🌿		🌿		🌿				🌿		
レモンバーベナ		🌿	🌿			🌿						
レモンバーム	🌿						🌿	🌿				
ローズバッズピンク		🌿	🌿			🌿				🌿		
ローズヒップ		🌿				🌿				🌿		
ローズマリー	🌿		🌿		🌿		🌿	🌿		🌿		
ローズペタル		🌿	🌿			🌿				🌿		

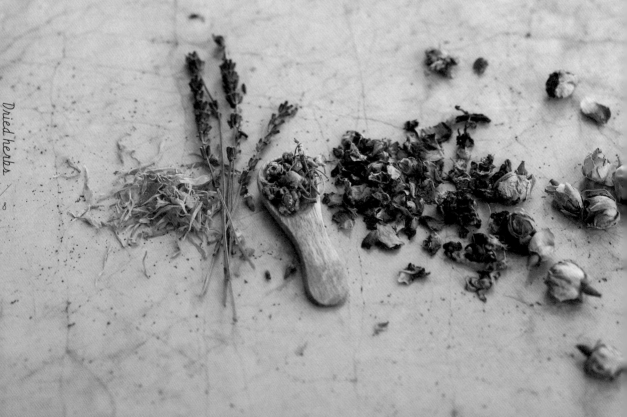

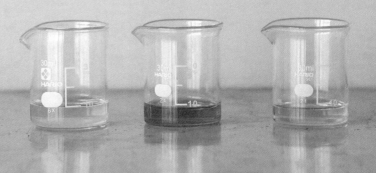

Basic material
基材

本書のレシピに登場する基材です。
精油を希釈するのに必要な植物オイル、バターやワックス、
ジェル作りに欠かせないキサンタンガムのほか、リキッド類やパウダー類もあります。

植物オイル

アプリコットカーネルオイル

オレイン酸が豊富で、甘い杏仁の香り。肌に栄養を補う。軽くさらさらとした使用感で、浸透力にも優れている。

4月/アプリコットカーネルの
　ネイルケアオイル ▶ p.22

アルガンオイル・クリア

モロッコでしか育たないアルガンの木の実の種子から採れるオイル。抗酸化作用があり、べたつかない使用感。

6月/アーユルヴェーダのヘアワックス
　▶ p.36
10月/秋のゆったりフェイスケア
　美容オイル ▶ p.62
12月/シアバターの
　ボディホイップクリーム ▶ p.76
2月/シダーウッド・アトラスの
　トリートメントヘアミスト ▶ p.88

オリーブスクワランオイル

オリーブオイルからスクワランという成分だけを抽出したもの。保湿力が高く、アンチエイジング効果も期待。

10月/秋のゆったりフェイスケア
　美容オイル ▶ p.62
11月/ぷるぷるリップバーム ▶ p.68

カレンデュラオイル

植物油にカレンデュラの花をつけ込んだ浸出油。ビタミンAやフラボノイドを豊富に含み、美肌効果が高い。

10月/秋のゆったりフェイスケア
　美容オイル ▶ p.62

グレープシードオイル

ぶどうの種子から採れるオイル。ほぼ無臭で、さっぱりとした軽い肌触り。のびもいい。抗酸化作用が高い。

3月/カモマイルの
　リキッドハンドソープ ▶ p.16
4月/ストレスケアのロールオンアロマ
　▶ p.24

スイートアーモンドオイル

古代ギリシア時代から珍重されていたとされる、歴史が古く、最もポピュラーなベースオイル。成分の80%近くがオレイン酸で、肌によく浸透する。

11月/ぷるぷるリップバーム ▶ p.68
1月/ユズの香りのニューイヤー
　ボディミルク ▶ p.82

セサミオイル

アーユルヴェーダで用いられるなど、ゴマ特有の抗酸化力の高い成分を含み、肌をなめらかにして炎症を抑える。頭皮ケアにもいい。

6月/アーユルヴェーダのヘアワックス
　▶ p.36
1月/ユズの香りのニューイヤー
　ボディミルク ▶ p.82

ホホバオイル・クリア

ポピュラーなベースオイルのひとつ。北アメリカの先住民は、強い日差しと乾燥から肌と髪を守るために使っていた。色は透明で、肌質を選ばず、髪や頭皮のケアにも向く。

2月/シダーウッド・アトラスの
　ヘアワックス ▶ p.88

ホホバオイル・バージン

未精製のもので、色は黄色っぽく、ほんのり甘い香りがする。原料由来の成分を豊富に含む。

7月/ネロリの幸せスティック線香 ▶ p.44

マカデミアナッツオイル

オーストラリアの先住民アボリジニの主食のひとつであるマカデミアナッツから採ったもの。乾燥や紫外線から肌を守り、若返り効果が期待できる。

8月/ローズマリーのスッキリさっぱり
　クレイフェイスパック ▶ p.48
9月/ふわふわフェイスクリーム ▶ p.56

ローズヒップオイル・クリア

精製したもので、未精製のバージンタイプと比べると、色や香りがなく、ベースオイルとして使いやすい。美白やアンチエイジングにも。

5月/ローズヒップの炭酸ジェルパック
　&ローション ▶ p.28

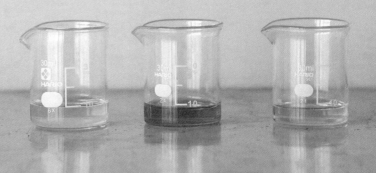

9

バター・ワックス・ガム

ミツロウ（ビーズワックス）・未精製

ミツバチの巣から採れる動物性天然ワックスで、保湿性や肌をやわらかくする作用に優れる。本来の黄色い色と穏やかな甘い香りをそのまま残した未精製。一般的にはキャンドル、クリームやワックスなどの原料。練香作りにもおすすめ。

7月/ネロリの幸せスティック練香 ▶ p.44

ワックス（パーム乳化ワックス）

パームオイル由来の乳化ワックス。クリームや乳液の材料となる水と油は本来分離する性質なので、それらを混ぜ合わせるための基材。

9月/ふわふわフェイスクリーム ▶ p.56
1月/ユズの香りのニューイヤーボディミルク ▶ p.82

キャンデリラワックス

メキシコに生育するタカトウダイ草（キャンデリラ）という植物の茎から採れる植物性天然ワックス。融点が高く、少量でしっかりと固さを出す。また光沢をもつのも特徴で、リップなどにおすすめ。

11月/ぷるぷるリップバーム ▶ p.68

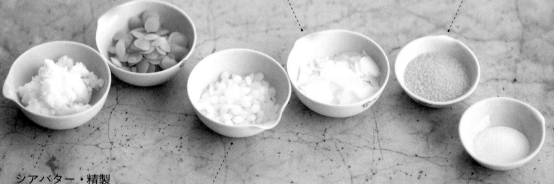

シアバター・精製

アフリカのサバンナに生えるシアの木の実から採る植物性バター。精製しているため、ほぼ無臭。植物オイルと同様に、精油を希釈するのに使う。また栄養豊富で、保湿、肌老化や紫外線の防止などスキンケアにも力を発揮。ヘアワックス、フェイスクリーム、リップバーム、ボディミルクとクリーム作りに、湯せんにかけて使用。

6月/アーユルヴェーダのヘアワックス ▶ p.36
9月/ふわふわフェイスクリーム ▶ p.56
11月/ぷるぷるリップバーム ▶ p68
12月/シアバターのボディホイップクリーム ▶ p.76
1月/ユズの香りのニューイヤーボディミルク ▶ p.82
2月/シダーウッド・アトラスのヘアワックス ▶ p.88

ミツロウ（ビーズワックス）・精製

ミツバチの巣から採れる動物性天然ワックスを精製し、色と香りを取り除いたもの。精製度が高いので敏感肌におすすめ。一般的にはキャンドル、クリームやワックスなどにオリジナルの色と香りをつけるのに使用。

9月/ふわふわフェイスクリーム ▶ p.56
2月/シダーウッド・アトラスのヘアワックス ▶ p.88

キサンタンガム

でんぷんを発酵させて作る植物由来の増粘安定剤。水に混ぜると粘性が出るので、熱を加えなくても簡単にジェル状になる。とろみのあるリキッドソープやボディミルク、ジェル作りに使用。

3月/カモマイルのリキッドハンドソープ ▶ p.16
5月/ローズヒップの炭酸ジェルパック ▶ p.28
7月/ラベンダーのデオドラントボディジェル ▶ p.42
1月/ユズの香りのニューイヤーボディミルク ▶ p.82

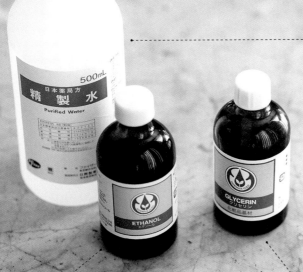

精製水

無色透明、無味無臭で、きわめて純度の高い水。軟水のミネラルウォーターで代用可能。薬局で購入できる。

無水エタノール

アルコールの一種で、エタノール濃度99.5％以上。油溶性の精油と精製水は本来分離する性質なので、それらを混ぜ合わせるための基材として使用。アルコール度数40度以上のウオッカも同じように使える。薬局で購入できる。

グリセリン

パーム油から採れる無色透明で粘性のある液状の天然保湿成分。においはない。肌をやわらかくする効果もある。ローションやクリームの保湿力アップに。

タルク

滑石をミクロサイズに微粉砕したパウダー。ボディパウダーに使うと肌のすべりがよくなる。

モンモリオナイトクレイ

地下で固まった粘土質を掘り起こし、乾燥させて粉砕した天然パウダー。水分を含みやすい性質なので、毛穴の汚れを取り除いて肌をスベスベにする。

11

石膏パウダー

アロマストーンを作るための石膏パウダー。熱を加えなくても、水と香りと色素を混ぜるだけで作れる。

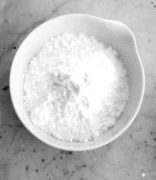
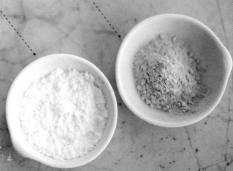

石けん素地

無香料、無着色の植物性石けん素地。精油やドライハーブを練り合わせて、オリジナルの石けんが作れる。細かくカットされているので、手で練りやすく、きめの細かい石けんになる。

4月/桜のマーブルソープ ▶p.26
2月/バレンタインのチョコレートソープ ▶p.92

MPソープ・クリア

電子レンジで溶ける透明の石けん素地。天然保湿成分のグリセリン配合。「MP」は、Melt（溶かす）& Pour（注ぐ）の意味で、電子レンジで溶かしたあと、型に注いで固めれば簡単に形が変えられる。

5月/フルーツアイスキャンディーソープ ▶p.32
11月/ハッピーハロウィンソープ ▶p.70
1月/心を清めるアロマジュエルソープ ▶p.84
2月/バレンタインのチョコレートソープ ▶p.92

食用色素

クチナシ由来の食用色素。MPソープ、石膏パウダーで作るアロマクラフトの色づけに使う。天然色素のため、時間の経過とともに退色する。

3月/クローゼットアロマサシェ ▶p.20
4月/桜のマーブルソープ ▶p.26
5月/フルーツアイスキャンディーソープ ▶p.32
6月/ウェルカムアロマストーン ▶p.40
11月/ハッピーハロウィンソープ ▶p.70
2月/バレンタインのチョコレートソープ ▶p.92

MPソープ・ホワイト

電子レンジで溶ける乳白色の石けん素地。天然保湿成分のグリセリン配合。天然色素で色をつけると、パステル調のきれいな石けんになる。

5月/フルーツアイスキャンディーソープ ▶p.32
11月/ハッピーハロウィンソープ ▶p.70
2月/バレンタインのチョコレートソープ ▶p.92

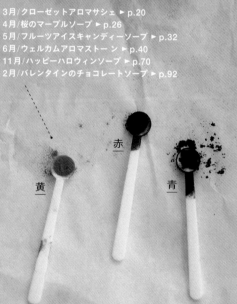

赤
黄 青

Soap base & Food Color
石けん素地と食用色素

誰でも気軽に石けん作りが楽しめるソープベースには、
手で練り上げるだけの石けん素地、
電子レンジで溶かして使うMPソープがあります。
天然の食用色素はごく微量を石けんや石膏パウダーに混ぜて、
色づけをします。

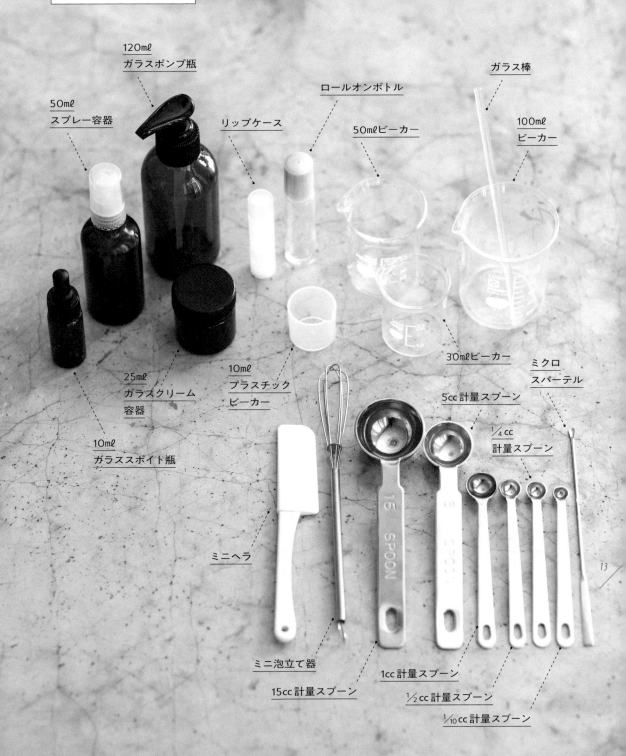

Tools & Containers
道具と容器

材料を正確に計量したり混ぜたりする道具類と、
でき上がったものを保存するさまざまな容器類です。
保存容器はそれぞれのテクスチャーに合わせて選びます。

120ml
ガラスポンプ瓶

50ml
スプレー容器

リップケース

ロールオンボトル

50mlビーカー

ガラス棒

100ml
ビーカー

25ml
ガラスクリーム
容器

10ml
ガラススポイト瓶

10ml
プラスチック
ビーカー

30mlビーカー

ミクロ
スパーテル

5cc計量スプーン

1/4cc
計量スプーン

ミニヘラ

ミニ泡立て器

15cc計量スプーン

1cc計量スプーン

1/2cc計量スプーン

1/10cc計量スプーン

13

香りは7つに分けられる

植物から抽出した香り成分・精油には、さまざまな作用があります（p.6〜7参照）。

心と体をリラックスさせる鎮静作用をはじめ、ホルモン分泌を調節する作用や、免疫力を高める作用。また細菌やウイルスの増殖を抑えたり、虫を寄せつけないようにしたり。こうした薬理作用が自然療法・アロマテラピーで活用されているのは、ご存知の通りです。

精油の芳香は千差万別。ごく少量でもしっかりと香るものから、ほのかな香りまで、種類によって強弱があります。強く香るから効果が高いわけではなく、それもひとつの個性なのです。

香りについては、植物の種類や抽出部位によって、7つのグループに分類されています。

◖ ハーブ系 ◗

ペパーミントやローズマリーなど、ハーブの花や葉から抽出。すっきりした香りで、気持ちを整えて、集中力を高める。

◖ フローラル系 ◗

ラベンダーやネロリ、ジャスミンなど、花から抽出。甘く華やかな、女性らしい香り。やさしく癒してくれる。

◖ 柑橘系 ◗

オレンジスイートやレモンなど、柑橘系の果皮から抽出。フレッシュで爽やかな甘い香り。明るい気持ちにさせる。

◖ 樹脂系 ◗

フランキンセンスなど、香木の樹脂から抽出。粘度が高く、独特の重い甘さがある香り。日常から解放される。

◖ スパイス系 ◗

クローブやブラックペッパーなど、料理のスパイスでも知られる香辛料から抽出。ピリッと刺激的な香り。気力をアップさせる。

◖ 樹木系 ◗

ティートリーなど、樹木の樹皮や枝、葉などから抽出。森林浴をしているような爽やかさ。ストレスを解消してくれる。

◖ オリエンタル系 ◗

サンダルウッドやイランイランなど、個性的でエキゾチックな香り。うつうつとした気分を鎮静させ、魅力を引き出す。

初心者におすすめ、5つの精油

初心者の場合、「どの精油を選ぼう……」と迷うこともあるでしょう。作りたいレシピに合わせる、また自分が「好き！」と感じたものを直感で選んで構わないのですが、もしも決めかねてしまったら、おすすめしたい5つの精油があります。どれも用途が広いので、もっていると重宝します。

清涼感あふれる
💧 ペパーミント（ハーブ系）

オールマイティーに使える
💧 ラベンダー（フローラル系）

華やかな印象をもつ
💧 ネロリ（フローラル系）

みずみずしい甘酸っぱい香りの
💧 オレンジスイート（柑橘系）

殺菌、抗菌に優れ、フレッシュな香りの
💧 ティートリー（樹木系）

春

の
アロマレシピ

3月 4月 5月

3月

　　　　　　　　　　【 こ の め ど き 】

木の芽時／

長い冬が終わり、「木の芽」が動き出す時季到来。うれしい半面、寒暖差の激しい春先は心のバランスを崩しがち。そんなときこそアロマと一緒に健やかに過ごしたい。

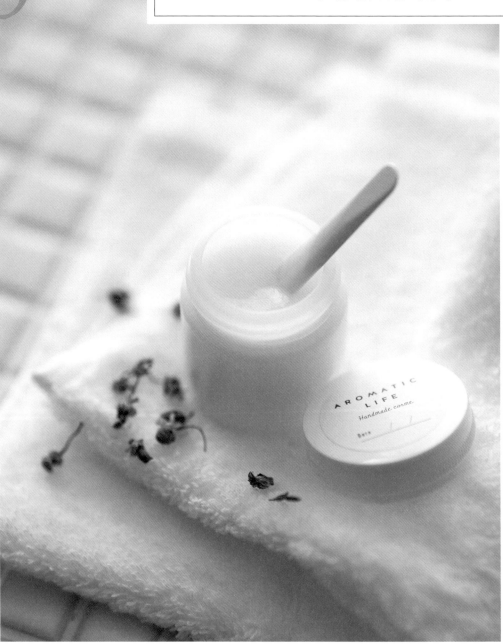

✦ SKIN CARE

カモマイルの
リキッドハンドソープ

材料 ● 約50g分

A | MPソープ・クリア … 3g
　　精製水 … 25g
B | グレープシードオイル … 1g
　　キサンタンガム … 約0.1g
　　（1/10cc計量スプーン1杯）
💧 **精油**
　　カモマイル・ローマン精油 … 1滴
　　マンダリン精油 … 1滴
　　ホーリーフ精油 … 1滴
ダマスクローズ
　　フローラルウォーター … 20g

道具と容器

- はかり
- 1/10cc計量スプーン
- 100mℓビーカー2個
- ラップ
- 湯せん器具
- ガラス棒
- 50mℓガラスクリーム容器
- ラベルシール

作り方

1／ 100mℓビーカーにAを入れてラップをし、湯せんにか
　　けて、MPソープ・クリアを溶かす。

2／ 別の100mℓビーカーにBを入れ、キサンタンガムをす
　　りつぶすようにガラス棒でよく混ぜる。精油を加え、
　　ムラのないように全体をよく混ぜる。ダマスクローズ
　　フローラルウォーターを少量ずつ加えながら、混ぜる。

3／ 2に1を加え、全体がなじむまでよく混ぜる。

4／ 50mℓガラスクリーム容器に移し入れる。

5／ 日付と使用用途を記入したラベルシールを貼る。

使い方

肌全体に軽くなじませて洗い、ぬるま湯でていねいに十分
すぐ。

保存 ▶
冷蔵室に保存して、
2週間以内に使いきる。

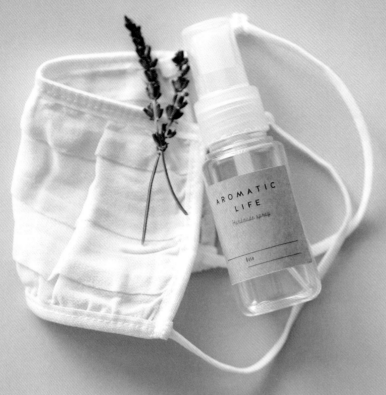

春爛漫はうれしいけれど……、
花粉の季節の到来です。
つらい鼻づまり・鼻水を
スッキリとケアする最強レシピ。

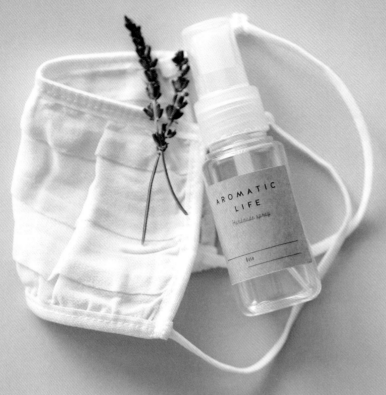

MENTAL HEALTH CARE

鼻づまり・鼻水の
マスクスプレー＆ケアティー

マスクスプレー

材料 ● 約50mℓ分

無水エタノール … 5mℓ
🌿 **精油**
　　ユーカリ・グロブルス精油 … 5滴
　　ティートリー精油 … 2滴
　　ラベンダー精油 … 3滴
精製水 … 45mℓ

道具と容器

　10mℓプラスチックビーカー
　50mℓガラススプレー容器
　ラベルシール

作り方

1／50mℓガラススプレー容器に無水エタノールを
　　入れ、精油を加えてふたを閉じ、よく混ざるよ
　　うにしっかり振る。

2／精製水を加えてふたを閉じ、さらによく振る。

3／日付と使用用途を記入したラベルシールを貼る。

使い方

使う前、マスクの外側にシュッとスプレーする。ス
プレーする前に瓶を振ること。

保存　冷蔵室に保存して、2週間以内に使いきる。

花粉症の時期の頼もしい味方、
まろやかな味わいのネトル（イラクサ）のお茶

ケアティー

材料 ● 2杯分

🌿 **ハーブ**

ネトルハーブ … ティースプーン2杯
ローズヒップハーブ … ティースプーン1杯
ペパーミントハーブ … ティースプーン1杯

湯 … 300㎖
お好みではちみつ … 適量

道具と容器

• ティースプーン　• ポット　• カップ

作り方

1／ ポットとカップはあらかじめ湯で温めておく。

2／ ポットにハーブを入れ、湯を注ぎ入れ、3分ほどおく。

3／ カップに注ぎ、お好みではちみつを加える。

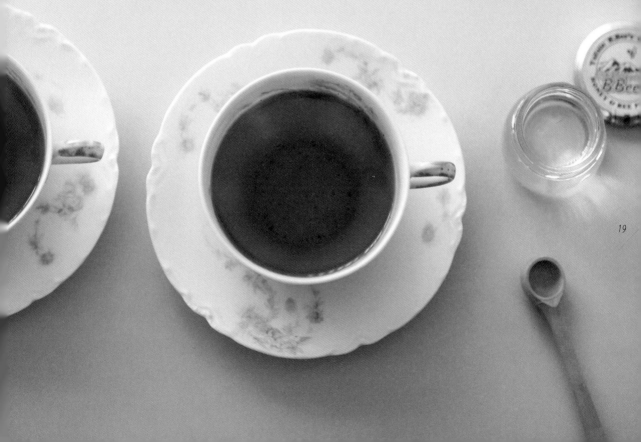

山笑う

待ちに待った春。春の山はまるで笑っている
みたいに朗らかで明るい。それが春の季語
「山笑う」。そろそろ冬のコートを片づけて、
華やかな色合いの軽快な服装に身を包みたい。

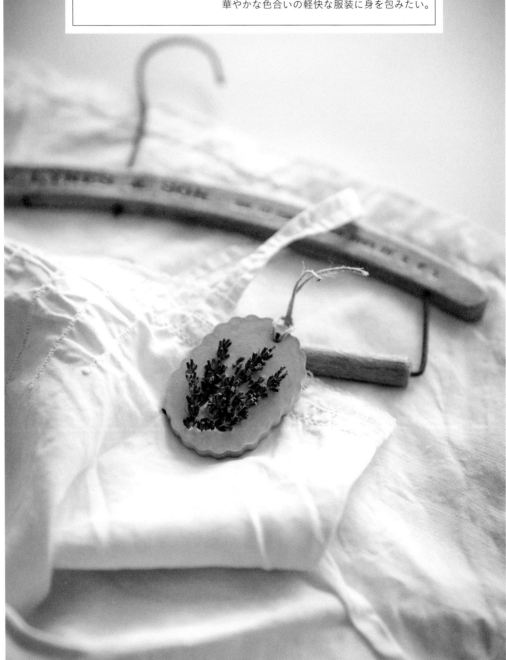

🏠 HOME CARE

クローゼットアロマサシェ

材料 ● 約55g分（1個分）

石膏パウダー … 55g

💧 **精油**
| ローズマリー・シネオール精油 … 5滴
| ホーリーフ精油 … 5滴

食用色素の青 … ¹⁄₁₀cc計量スプーン1杯

水 … 20㎖

🌿 **ハーブ**
| ラベンダーハーブ … 数本

道具と容器

- はかり
- ¹⁄₁₀cc計量スプーン
- 100㎖プラスチックカップ
  （使いすて）
- スプーン（使いすて）
- シリコン型

作り方

1／ 100㎖プラスチックカップに石膏パウダーを入れ、精油、食用色素の青を加えて、全体に分散させるようにスプーンで混ぜる。

2／ 水を加えて大きく数回混ぜ合わせたら、3分ほど手早くしっかり混ぜ合わせる。

3／ シリコン型に流し込み、テーブルなどにやさしくトントンと打ちつけて気泡を抜く。固まる前にハーブを飾る。

4／ 1時間ほどして水分がなくなり固まってきたら、型抜きし、風通しのいいところで1週間ほど乾燥させる。

使い方

クローゼットに入れて、洋服にほんのり香りをつける。色づけには天然色素を使用しているため、次第に退色していく。色の移り変わりも楽しんで。また衣類や家具にふれていると、色が移ることもあるので、気をつけて。

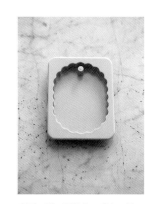

専用の型。柔軟性に富むシリコン製なので、固まった石膏をスムーズに型抜きできる。

4月

北窓開く

昼間は随分と暖かくなってきた。冬の間、閉め切っていた北側の窓を開いて、心地よい風を呼び込もう。「北窓開く」。気持ちに余裕が生まれると、指先ケアなど自分磨きが楽しくなる。

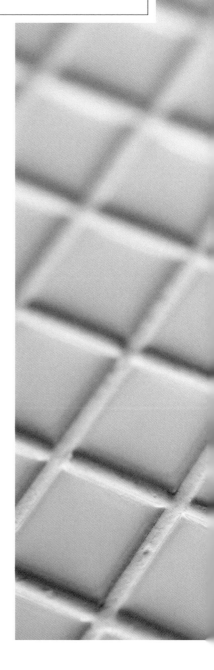

✦ SKIN CARE

アプリコットカーネルの
ネイルケアオイル

材料 ● 約10mℓ分

アプリコットカーネルオイル
　… 10mℓ
💧 **精油**
　オレンジスイート精油 … 1滴
　フランキンセンス精油 … 1滴

道具と容器

- 10mℓプラスチックビーカー
- 30mℓビーカー
- ガラス棒
- ロールオンボトル
- ラベルシール

作り方

1／30mℓビーカーにアプリコットカーネルオイルを入れ、精油を加えてガラス棒でムラのないように全体をよく混ぜる。

2／ロールオンボトルに移し入れる。

3／日付と使用用途を記入したラベルシールを貼る。

使い方

お風呂あがりや手浴などで手が温まっているとき、爪の根元やささくれが気になる側面につけて、もむようにしながらやさしくマッサージする。

保存 ▶ 冷蔵室に保存して、1ヵ月以内に使いきる。

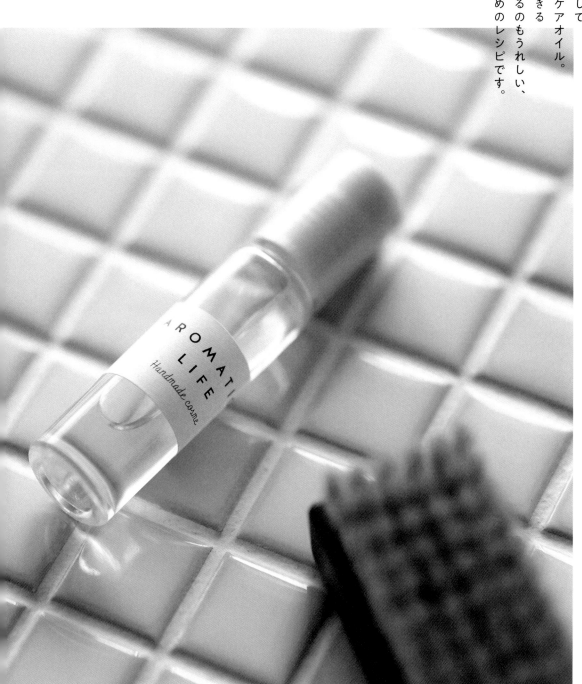

乾燥しがちな爪まわりを
しっかり保湿して
整えるネイルケアオイル。
リラックスできる
甘い香りがするのもうれしい、
手元美人のためのレシピです。

23

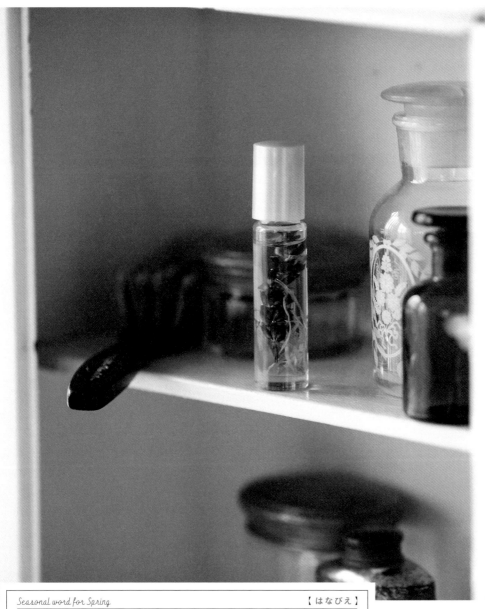

【はなびえ】

花冷え

美しい桜の花が咲く頃、一時的に西高東低の
冬型の気圧配置になって、急に冷え込むこと
がある。「花冷え」の時季はバッグにアロマを
携帯して、心まで寒々しくならないように。

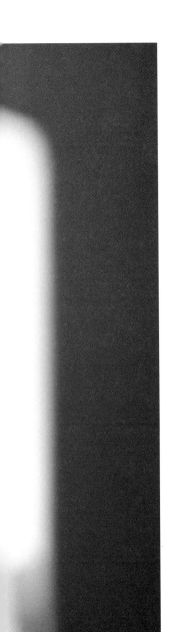

♥ MENTAL HEALTH
CARE

心の安らぎに！
ストレスケアの
ロールオンアロマ

ロールオンボトルの中に浮かぶラベンダーとカレンデュラのハーブが素敵。すっきりとした甘さが漂う香りは、どんなシーンでも気持ちを落ち着かせます。

材料 ● 約10mℓ分

グレープシードオイル … 10mℓ

💧 **精油**
- ラベンダー精油 … 2滴
- ホーリーフ精油 … 1滴
- レモン（FCF）精油 … 1滴

🌿 **ハーブ**
- ラベンダーハーブ … 枝1本
- カレンデュラハーブ … 少量

道具と容器

- 10mℓプラスチック
  ビーカー
- 30mℓビーカー
- ガラス棒
- ロールオンボトル
- ラベルシール

作り方

1／ 30mℓビーカーにグレープシードオイルを入れ、精油を加えてガラス棒でムラのないように全体をよく混ぜる。

2／ ロールオンボトルに半量を移し入れ、ハーブを加えたあと、残りを移し入れる。

3／ 日付と使用用途を記入したラベルシールを貼る。

使い方

手首足首、首すじ、うなじ、耳の後ろなどに、くるくると塗ってなじませる。

保存 ▶ 冷蔵室に保存して、3ヵ月以内に使いきる。

ポリ袋に石けん素地を入れてお湯で練るだけだから、石けん作り初心者でも、失敗せずに美しいマーブル模様の桜のソープが自作できます。

桜のマーブルソープ

材料 ● 5個分（約100g分）

石けん素地 … 100g
湯 … 30㎖

💧 **精油**

　　ゼラニウム精油 … 3滴
　　トンカビーンズ精油 … 1滴

A　水 … 1cc計量スプーン1杯
　　食用色素の赤
　　　… ¹⁄₁₀cc計量スプーン1杯

道具と容器

- はかり
- 1cc計量スプーン
- ¹⁄₁₀cc計量スプーン
- チャック付きポリ袋
- 10㎖プラスチックビーカー
- 竹串

作り方

1／ チャック付きポリ袋に石けん素地を入れ、湯を加えてよく練る。精油を加え、耳たぶくらいの固さになるまで練り混ぜる。

2／ 10㎖プラスチックビーカーにAを入れ、竹串でよく混ぜる。

3／ 1の¼量を取り分け、2を混ぜてピンク色の石けん素地を作る。

4／ 残りの1と3を練り混ぜ、マーブル模様にする。

5／ 手でお好みの形に整え、風通しのいいところで4〜5日乾燥させる。上下を返しながら、全体をまんべんなく乾かすこと。

保存 ▶ 香りや色が変わるため、2〜3ヵ月以内に使いきる。

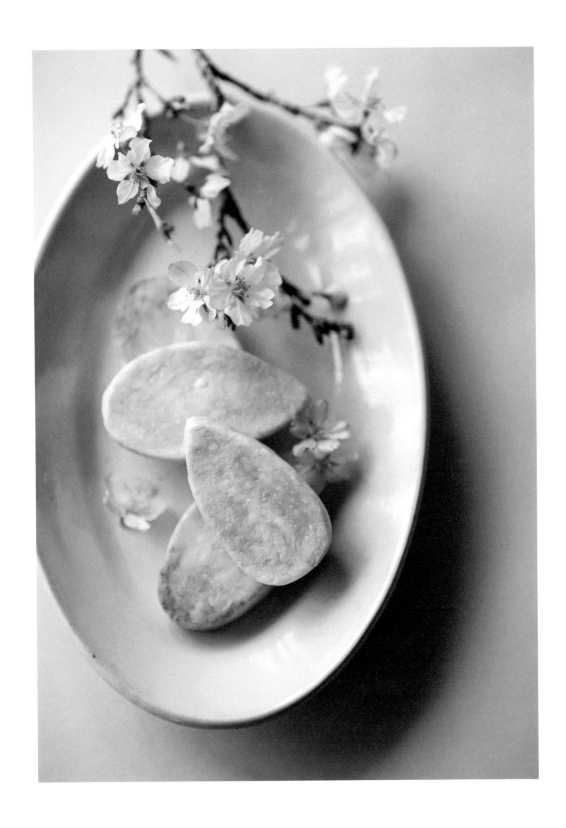

✧ SKIN CARE

ローズヒップの
炭酸ジェルパック
＆ローション

ローズヒップオイルには、肌の健康に欠かせない必須脂肪酸が含まれ、その高い美容効果は注目の的。日常の肌ストレスケアに最適な炭酸パックとローションです。

炭酸ジェルパック

材料 ● 約30㎖分（1回分）

A 重曹 … 6g
　ローズヒップオイル・クリア … 2㎖
　キサンタンガム … 約1g
　（1cc計量スプーン1杯）

�💧 精油
　ゼラニウム精油 … 2滴
精製水 … 20㎖
クエン酸 … 3g

道具と容器

• はかり
• 1cc計量スプーン
• 10㎖プラスチックビーカー
• 100㎖ビーカー
• ガラス棒

作り方

1 / 100㎖ビーカーにAを入れ、キサンタンガムをすりつぶすようにガラス棒でよく混ぜる。精油、精製水を加え、よく混ぜる。

2 / 使用前にクエン酸を加え、発泡したら泡が消えないうちにパックする。

使い方

洗顔したあと、目と口のまわりを避けて顔全体にたっぷりのばし、泡が消えたら洗い流す。

保存 ▶ 作りたてを使う。保存は不向き。

ローション

材料 ● 約50㎖分

ローズヒップオイル・クリア … 5㎖
�💧 精油
　ゼラニウム精油 … 2滴
　サンダルウッド・インド精油 … 2滴
　サイプレス精油 … 1滴
ネロリフローラルウォーター … 45㎖

道具と容器

• 10㎖プラスチックビーカー
• 100㎖ビーカー
• ガラス棒
• 50㎖ガラス瓶
• ラベルシール

作り方

1 / 100㎖ビーカーにローズヒップオイル・クリアを入れ、精油を加えてガラス棒でムラのないように全体をよく混ぜる。

2 / ネロリフローラルウォーターを少量ずつ加えながら混ぜる。

3 / 50㎖ガラス瓶に移し入れ、ふたを閉じ、よく混ざるようにしっかり振る。

4 / 日付と使用用途を記入したラベルシールを貼る。

使い方

洗顔したあと、顔全体、首やデコルテになじませる。使用前に瓶を振ること。

保存 ▶ 冷蔵室に保存して、2週間以内に使いきる。

【 かぜかおる 】

風薫る

ゴールデンウィークを過ぎたあたりから、若葉がきらめいて、フレッシュな緑の香りの風が吹き渡ってくる。「風薫る」5月。爽やかな気持ちをさらに引き立てるのは、甘いローズの香り。

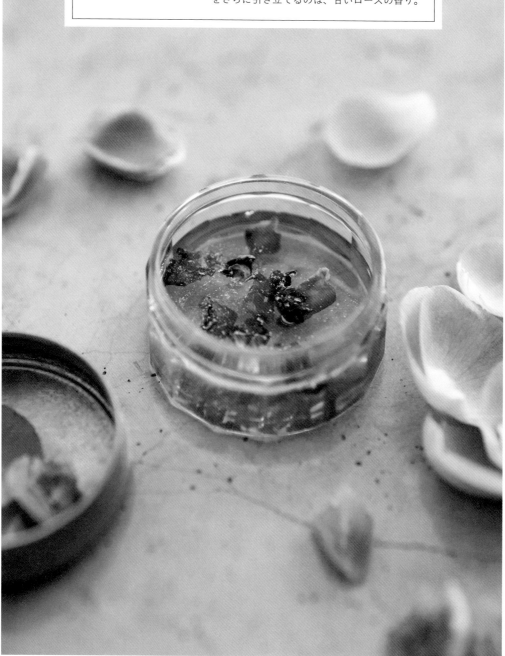

♡ MENTAL HEALTH
CARE

華やぐローズの
ごほうびバスオイル

材料 ● 約30mℓ分（6〜30回分）

A｜アルガンオイル・クリア … 15mℓ
　｜マカデミアナッツオイル … 15mℓ

◉ 精油
　｜ローズAbs.精油 … 3滴
　｜ラベンダー精油 … 2滴
　｜ベルガモット（FCF）精油 … 2滴

◗ ハーブ
　｜ローズペタルハーブ … 少量
ゴールドピグメント … 少量

道具と容器

• 10mℓプラスチックビーカー
• 50mℓビーカー
• ガラス棒
• 30mℓガラスクリーム容器
• ラベルシール

作り方

1／ 50mℓビーカーにAを入れ、精油を加えてガラス棒で
　　ムラのないように全体をよく混ぜる。

2／ 30mℓガラスクリーム容器に移し入れ、ハーブ、ゴー
　　ルドピグメントを加えてふたを閉じ、よく混ざるよう
　　にしっかり振る。

3／ 日付と使用用途を記入したラベルシールを貼る。

使い方

1〜5mℓを浴槽に入れ、よく混ぜてから入浴する。使用前に
容器を振ること。

保存 ▶ 冷蔵室に保存して、2ヵ月以内に使いきる。

フルーツ
アイスキャンディーソープ

材料 ●2個分

MPソープ・クリア … 260g
MPソープ・ホワイト … 15g

💧 **精油**
| オレンジスイート精油 … 40滴

💧 **テーマ別・食用色素と精製水**
メロン
| 青 … ミクロスパーテル⅕杯
| 黄 … ミクロスパーテル3杯
| 精製水 … ¹⁄₁₀cc計量スプーン1杯
パイナップル
| 黄 … ミクロスパーテル3杯
| 精製水 … ¹⁄₁₀cc計量スプーン1杯
マンゴー
| 黄 … 1cc計量スプーン1杯
| 精製水 … ½cc計量スプーン1杯

道具と容器

- はかり
- ミクロスパーテル
- ¹⁄₁₀cc計量スプーン
- ½cc計量スプーン
- 1cc計量スプーン
- 耐熱容器
- ラップ
- 電子レンジ
- 50mℓビーカー3個
- 150mℓ紙コップ3個
- 竹串3本
- ナイフ
- アイスキャンディー用 シリコン型
- アイスキャンディー棒

作り方

1／耐熱容器にMPソープ・クリア150g、MPソープ・ホワイトを入れてラップをかけ、電子レンジで様子を見ながら溶かす。

2／**メロンを作る。**50mℓビーカーに食用色素、精製水を入れて竹串でよく混ぜ、1の55gを加えて150mℓ紙コップに流す。完全に固まったら、紙コップから出してナイフでスライス後半分に切り、1cc計量スプーンで真ん中をえぐり取り、適当な大きさに切る。

3／**パイナップルを作る。**50mℓビーカーに食用色素、精製水を入れて竹串でよく混ぜ、1の55gを加えて150mℓ紙コップに流す。完全に固まったら、紙コップから出してナイフでスライス後半分に切り、1cc計量スプーンで真ん中をえぐり取り、竹串で模様を描いて、適当な大きさに切る。

4／**マンゴーを作る。**50mℓビーカーに食用色素、精製水を入れて竹串でよく混ぜ、1の55gを加えて150mℓ紙コップに流す。完全に固まったら、紙コップから出し、ナイフで適当な大きさに切る。

5／耐熱容器に残りのMPソープ・クリア110gを入れてラップをかけ、電子レンジで様子を見ながら溶かす。

6／シリコン型に5を20g流し入れ、バランスを考えながらフルーツ3種を並べ入れ、精油を加える。アイスキャンディー棒をのせ、さらに5を35g流し入れる。もうひとつ作る。

7／1時間ほどして、温度が下がり、完全に固まったら型から取り出す。

使い方

普通のソープ同様に使う。色づけには天然の食用色素を使用しているため、変色する。色の移り変わりも楽しんで。

保存 ▶ 1年以内に使いきる。

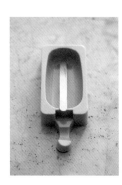

アイスキャンディーソープ専用のシリコン型と、木製の棒。

夏立つ

夏と呼ぶには早いが、周りの景色も光も、少しず
つキラキラとした夏の色をまとい始める。「夏立
つ」。気温が上がった昼間は半袖を着て、アイス
キャンディーでも食べたい気分の日が続く時季。

アイスキャンディーの中には、
メロン、パイナップル、マンゴーの
フルーツがぎっしり。
パイナップルは竹串を使って
果肉の模様を忠実に再現して
います。

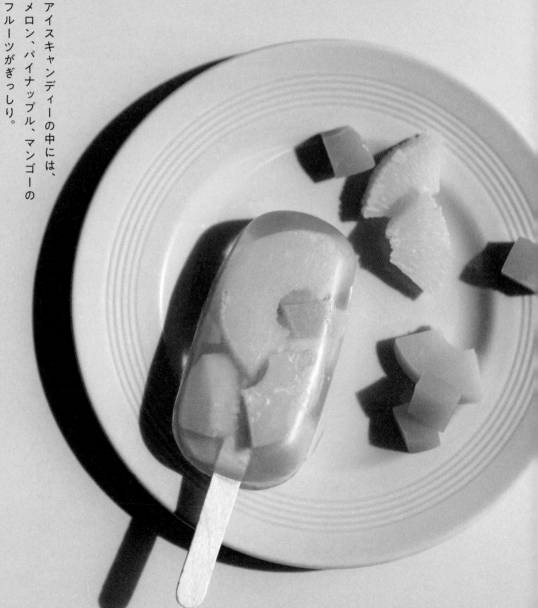

もっと気楽に使ってみよう

暮らしの中で精油を気軽に楽しむ方法はたくさんあります。

本書のレシピを参考にナチュラルコスメやアロマクラフトを手作りするのはもちろん、もっと簡単な芳香浴法（p.72の風邪予防ブレンドのアロマオイル参照）、沐浴法、湿布法、それから掃除や洗濯などの家事にも活用できます。

生活のあらゆるシーンで役に立つ精油ですが、天然の有効成分が濃縮されているため、1滴でもパワフルな作用を及ぼします。体質によっては合わない精油もありますので、取り扱いには十分に注意して、安全に楽しんでください。

◖ 芳香浴法 ◗

精油を拡散して香りを楽しむ、いちばん手軽な方法。
◊ ティッシュペーパーやカット綿に1〜2滴を垂らして持ち歩いたり、机や枕元に置いたりする。
◊ マグカップに湯を入れ、1〜2滴を垂らす。香りが弱まったら、湯を足す。間違えて飲用しないように注意。
◊ アロマミストディフューザー（水と精油を入れ、ミストとともに香りを拡散する電気式のもの）やアロマライト（電球の熱で温めて拡散）など、専用の器具を使用する。

◖ 沐浴法 ◗

5mℓ程度の無水エタノールに精油を混ぜて湯に加え、よくかき混ぜてから全身や半身、足、手を浸ける方法。もし肌に刺激を感じたら、ただちに流す。
◊ 浴槽の湯に加え、入浴する。全身浴は1〜5滴、半身浴は1〜3滴が無水エタノールに混ぜる精油量の目安。
◊ 40〜43℃の湯を洗面器やバケツにはって、そこに加え、部分浴をする。足浴と手浴ともに1〜3滴が目安。
◊ シャワーが多い人は、湯が当たる浴室の床に精油1〜2滴を垂らしておくと、芳香浴が楽しめる。

◖ 湿布法 ◗

洗面器に湯（または水）を入れ、精油1〜3滴を混ぜる。タオルを縦2つ折りにし、両端を両手で持つ。タオルの中央部をたるませて湯（または水）に浸し、両端をねじって軽く絞る。精油を含む面が内側になるように折りたたみ、湿布したい部位に当てる方法。目のまわりや皮膚の弱いところへの使用は控える。
◊ 温湿布は慢性の肩こりや腰痛などの症状に向く。
◊ 冷湿布はリフレッシュや運動後のクールダウン、また急性の肩こりや筋肉痛などの症状に向く。

◖ 家事 ◗

殺菌や消臭などの効果が期待できる精油を使って、ふき掃除や洗濯、トイレの消臭をする。
◊ ふき掃除には、水（またはぬるま湯）に1〜2滴を混ぜて絞った雑巾を使う。
◊ 洗濯のすすぎの際、1〜3滴を洗濯機に垂らす。精油によっては衣類に色が残る場合がまれにあるので注意。
◊ 器に重曹10g程度を盛って1〜3滴を垂らし、トイレの隅に置けば、アロマ消臭剤になる。

人気！ 日本産の和精油

日本で古くから親しまれてきたユズ（p.82のユズの香りのニューイヤーボディミルク、p.86のユズ＆ヒノキのリネンウォーター参照）、スダチ、ヒノキ（p.86のユズ＆ヒノキのリネンウォーター参照）、青森ヒバ、秋田スギ、クロモジ、和ハッカ、月桃、キクなどの和精油の人気が高まっています。地元の産物を用いるご当地精油の生産や販売は、日本各地で広がっていて、うれしい限り。和精油は日本人にはどこか懐かしく、心の原点に戻れる癒しの香りといえるのかもしれません。

Summer

夏
の
アロマレシピ

6月 7月 8月

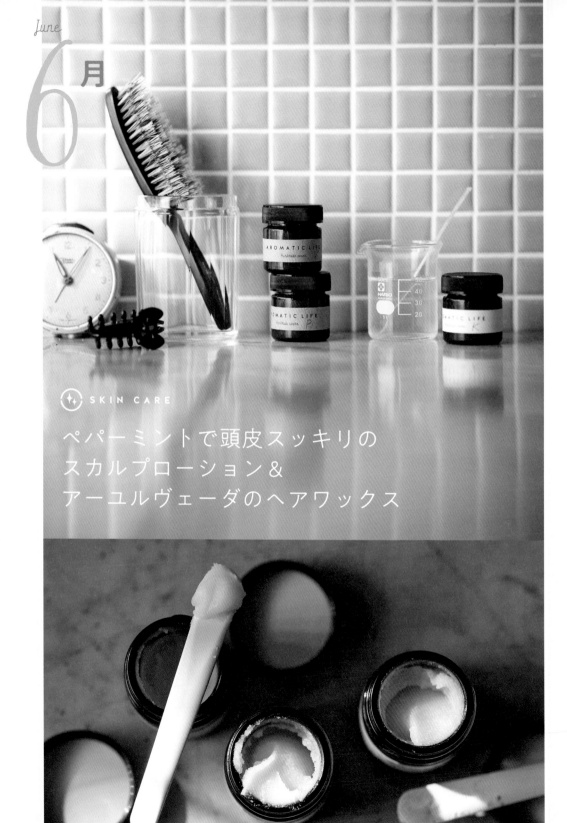

✦ SKIN CARE

ペパーミントで頭皮スッキリの
スカルプローション＆
アーユルヴェーダのヘアワックス

スカルプローション

材料 ● 約50ml分

A　グリセリン … 5ml
　　無水エタノール … 5ml
💧 精油
　　ゼラニウム精油 … 3滴
　　ペパーミント精油 … 1滴
　　レモン（FCF）精油 … 1滴
B　精製水 … 20ml
　　ローズマリー
　　　フローラルウォーター … 10ml
　　ラベンダー
　　　フローラルウォーター … 10ml

保存 ▶ 冷蔵室に保存して、2週間以内に使いきる。

道具と容器

• 10mlプラスチックビーカー
• 100mlビーカー
• ガラス棒
• 50mlガラススプレー容器
• ラベルシール

作り方

1／100mlビーカーにAを入れてガラス棒でよく混ぜ、精油を加えてムラのないように全体をよく混ぜる。

2／50mlガラススプレー容器に移し入れ、Bを加えてふたを閉じ、よく混ざるようにしっかり振る。

3／日付と使用用途を記入したラベルシールを貼る。

使い方

シャンプーのあと、タオルで水分を軽くふき取ったら、数回スプレーする。頭皮をマッサージしながら、ドライヤーで乾かす。スプレーする前に瓶を振ること。

アーユルヴェーダのヘアワックス

材料 ● 約25ml分

A　セサミオイル … 18ml
　　アルガンオイル・クリア … 2ml
　　シアバター・精製 … 3g
　　ミツロウ・精製 … 3g
💧 ドーシャ別・精油
　　ヴァータ（黒くて細く、乾燥しがちな髪質）
　　ゼラニウム精油 … 1滴
　　ジャスミン精油 … 1滴
　　ラベンダー精油 … 1滴
　　ピッタ（やわらかくて細い髪質。若白髪がある）
　　ゼラニウム精油 … 1滴
　　カモマイル・ローマン精油 … 1滴
　　ペパーミント精油 … 1滴
　　カパ（太くて多く、しっとり艶やかな髪質）
　　レモン（FCF）精油 … 1滴
　　ラベンダー精油 … 1滴
　　ユーカリ・ラディアータ精油 … 1滴

道具と容器

• はかり
• 50mlビーカー
• 10mlプラスチックビーカー
• ラップ
• 湯せん器具
• 25mlガラスクリーム 容器
• ガラス棒
• ラベルシール

作り方

1／50mlビーカーにAを入れてラップをし、湯せんにかける。

2／完全に溶けたら湯せんから外し、25mlガラスクリーム容器に移し入れ、ガラス棒でムラがなくなるまで30秒ほど混ぜる。

3／作りたいドーシャの精油を加え、ムラのないように全体をよく混ぜる。

4／日付と使用用途を記入したラベルシールを貼る。

使い方

髪が広がったり、パサついたりしやすい部分に薄くなじませ、ヘアスタイルをまとまりやすくする。

保存 ▶ 冷蔵室に保存して、2ヵ月以内に使いきる。

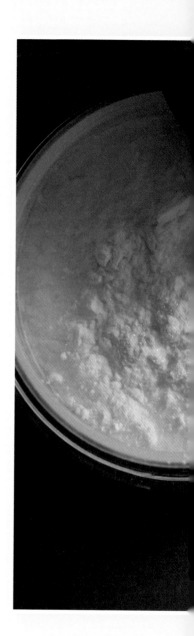

♥ MENTAL HEALTH CARE

やる気ひらめき力アップ！
アロマボディパウダー

材料 ● 約30g分

A
コーンスターチ … 15cc計量スプーン1杯
タルク … 15cc計量スプーン1杯
お好みでマイカシルバー … 1/10cc計量スプーン2杯

精油
ベルガモット (FCF) 精油 … 1滴
レモン (FCF) 精油 … 1滴
リツエアクベバ精油 … 1滴

道具と容器

- 15cc計量スプーン
- 1/10cc計量スプーン
- 100mlビーカー
- ガラス棒
- クッキングシート
- 茶こし
- 30mlクリーム容器
- ラベルシール

作り方

1／ 100mlビーカーにAを入れ、飛び散らないようにガラス棒でしっかり混ぜる。

2／ 精油を1滴ずつ加え、その都度よく混ぜる。

3／ クッキングシートの上で、茶こしを使ってふるい、30mlクリーム容器に移し入れる。

4／ 日付と使用用途を記入したラベルシールを貼る。

使い方

清潔なパフで少量を取って、胸元などにはたくと、ほのかな香りを楽しめる。

保存 ▶ 冷暗所に保存して、3ヵ月以内に使いきる。

コーンスターチ（とうもろこしのでんぷん）とタルク（滑石の粉末）のボディパウダー。キラキラしたシルバー系のマイカ（雲母）を混ぜれば、華やかな印象になります。

Summer / June

38

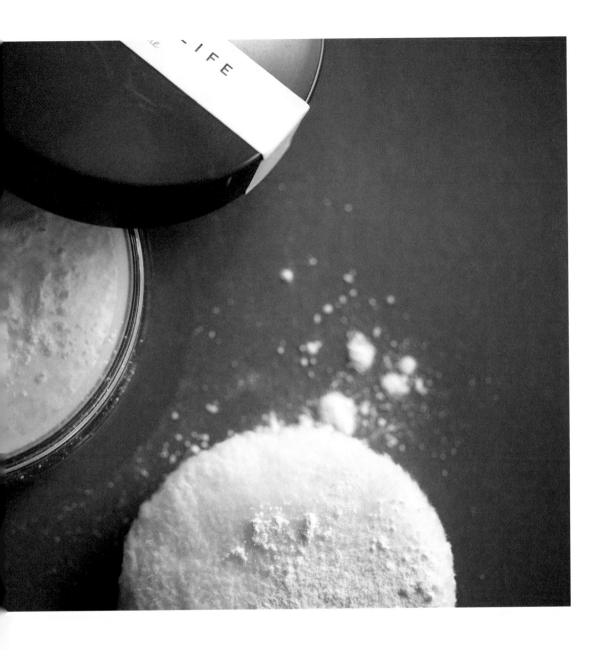

【つゆ】

梅雨

春から夏へと季節が移り変わる途中、ジトジトと降り続く長雨が「梅雨」。体は重だるくなって、心までうんざりしてくるが、ほんのり香るアロマをまとって、恵みの雨と気を取り直そう！

【 なごしのはらえ 】

夏越しの祓

毎年6月30日に行われる神事「夏越しの祓」。神社で穢れや災厄を祓い、残り半年も元気に過ごしたい。そしてウェルカムストーンのアロマパワーで、たくさんの人に幸せを引き寄せよう。

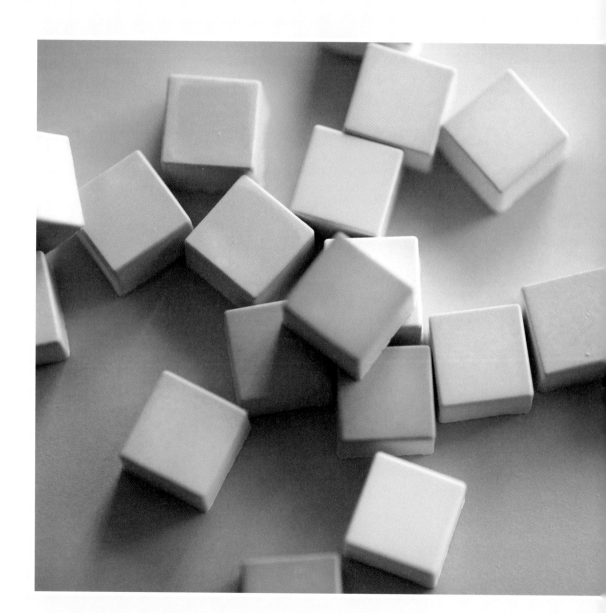

HOME CARE

ウェルカムアロマストーン

材料 ● 約55g分

石膏パウダー … 55g

💧 **精油**

  ベルガモット精油 … 5滴

  レモン精油 … 5滴

食用色素の黄（または青、赤）… $\frac{1}{10}$cc計量スプーン1杯

水 … 20㎖

道具と容器

- はかり
- $\frac{1}{10}$cc計量スプーン
- 100㎖プラスチックカップ（使いすて）
- スプーン（使いすて）
- シリコン型

作り方

1 ／ 100㎖プラスチックカップに石膏パウダーを
入れ、精油、食用色素の黄を加えて全体に分
散させるようにスプーンで混ぜる。

2 ／ 水を加えて大きく混ぜ合わせたら、3分ほど
手早くしっかり混ぜ合わせる。

3 ／ シリコン型に流し込み、テーブルなどにやさ
しくトントンと打ちつけて気泡を抜く。

4 ／ 1時間ほどして水分がなくなり固まってきた
ら、型抜きし、風通しのいいところで1週間
ほど乾燥させる。

使い方

器にのせて玄関やリビングルームなどに置き、香り
を楽しむ。色づけには天然色素を使用しているため、
次第に退色していく。色の移り変わりも楽しんで。
香りが弱くなったら、精油を垂らす。

41

お好みのシリコン型を使っ
て構わない。丸形や三角形
などもかわいい。

7月

山滴る

若葉がメリハリのある濃い緑へと成長し、山は木々の葉から水が滴る美しさ。「山滴る」は夏の季語。デオドラントに気を配って、夏の山のようにエレガントで気持ちいい汗をかこう。

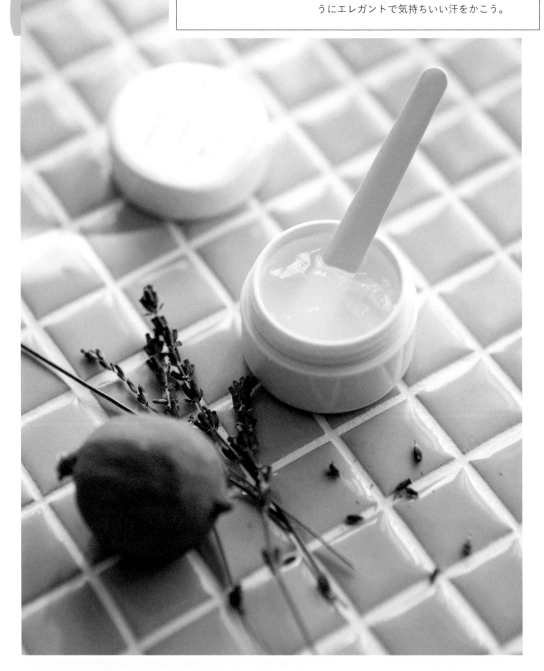

✦ SKIN CARE

ラベンダーの
デオドラントボディジェル

材料 ● 約50㎖分

A
　グリセリン … 5㎖
　キサンタンガム … 約0.5g（½cc計量スプーン1杯）
　無水エタノール … 5㎖

💧 **精油**
　ラベンダー精油 … 4滴
　レモン（FCF）精油 … 2滴
　ペパーミント精油 … 1滴
ラベンダーフローラルウォーター … 40㎖

道具と容器

- 10㎖プラスチックビーカー
- ½cc計量スプーン
- 100㎖ビーカー
- ガラス棒
- 50㎖クリーム容器
- ラベルシール

作り方

1 ／ 100㎖ビーカーに*A*を入れ、キサンタンガムを
　　すりつぶすようにガラス棒でよく混ぜる。精油
　　を加え、ムラのないように全体をよく混ぜる。

2 ／ ラベンダーフローラルウォーターを少量ずつ加
　　えながらよく混ぜる。

3 ／ 50㎖クリーム容器に移し入れる。

4 ／ 日付と使用用途を記入したラベルシールを貼る。

使い方

外出前やお風呂あがりなど汗をかく前のボディに、
薄くなじませるように塗る。

保存 ▶
冷蔵室に保存して、
2週間以内に使いきる。

43

液体の香水に比べると、香りがきつくないのが練香の特徴です。香りの持続時間は3〜4時間と短めですが、スティック状で持ち運びしやすいので便利。

♡ MENTAL HEALTH CARE

ネロリの
幸せスティック練香

材料 ● 約6g分（1本分）

A ホホバオイル・バージン … 4g
　 ミツロウ・未精製 … 2g

💧 **精油**
　 ネロリ精油 … 2滴
　 クラリセージ精油 … 1滴
　 ゼラニウム精油 … 1滴
　 オレンジスイート精油 … 1滴

道具と容器

・はかり
・30mℓビーカー
・ラップ
・湯せん器具
・ガラス棒
・リップケース
・ラベルシール

作り方

1/ 30mℓビーカーに*A*を入れてラップをし、湯せんにかける。

2/ 完全に溶けたら湯せんから外し、精油を加えてガラス棒でムラのないように全体をよく混ぜる。

3/ リップケースに移し入れる。

4/ 日付と使用用途を記入したラベルシールを貼る。

使い方

指先に少量を取り、手首足首、首すじ、うなじ、耳の後ろなどに、薄くなじませるように塗る。髪につけてもいい。

保存 ▶ 冷暗所に保存して、3ヵ月以内に使いきる。

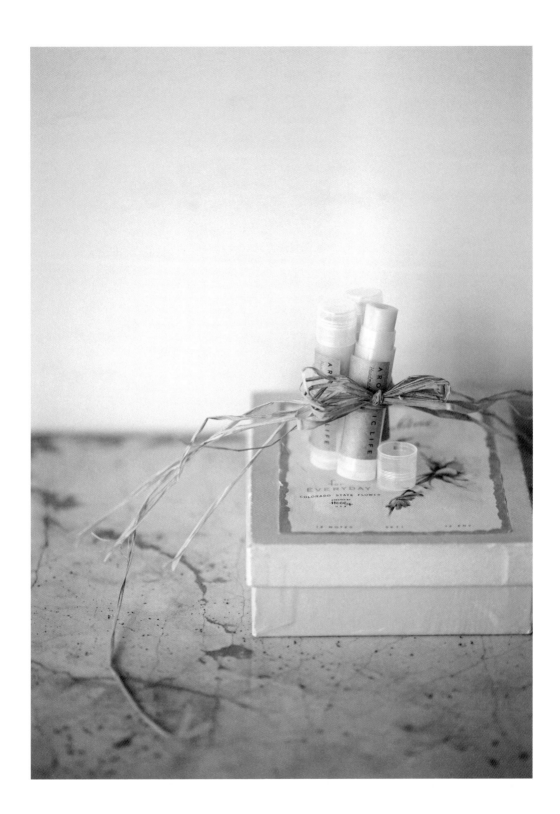

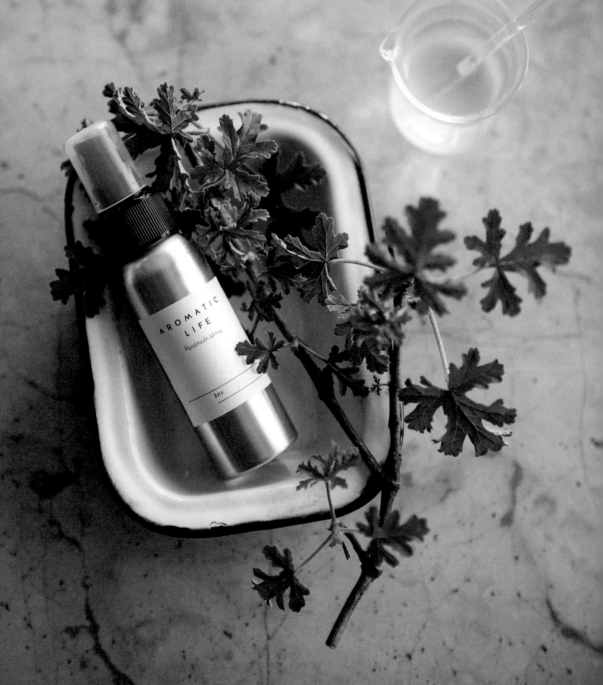

暑気

夏真っ盛り。なにをしても暑い！「暑気」を払いに戸外へ繰り出すときは、虫除けスプレーをお忘れなく。手作りのナチュラルタイプなら、家族全員が安心してたっぷり使える。

バイバイモスキート
スプレー

レモンに似た強い香りを放つシトロネラには、昆虫忌避作用があります。特に蚊（モスキート）は香りを嫌がって近寄らないので、天然の虫除け剤として役立ちます。

材料 ● 約50mℓ分

無水エタノール … 5mℓ

◦ **精油**

| シトロネラ精油 … 5滴
| ゼラニウム精油 … 3滴
| シダーウッド・アトラス精油 … 2滴

精製水 … 45mℓ

道具と容器

• 10mℓプラスチックビーカー
• 50mℓガラススプレー容器
• ラベルシール

作り方

1 / 50mℓガラススプレー容器に無水エタノールを入れ、精油を加えてふたを閉じ、よく混ざるようにしっかり振る。

2 / 精製水を加えてふたを閉じ、さらによく振る。

3 / 日付と使用用途を記入したラベルシールを貼る。

使い方

外出するとき、手首足首など、露出している部位にシュッとスプレーする。スプレーする前に瓶を振ること。

| **保存** ▶ 冷蔵室に保存して、2週間以内に使いきる。

✦ SKIN CARE

ローズマリーの
スッキリさっぱり
クレイフェイスパック

材料 ● 1回分（約50ml分）

モンモリオナイトクレイ … 20g
ローズマリーフローラルウォーター … 15ml
マカデミアナッツオイル … 5ml

💧 **精油**
　│ サイプレス精油 … 1滴

道具と容器

- はかり
- 10mlプラスチックビーカー
- 乳鉢（または100mlビーカー）
- 乳棒（またはミニヘラ）
- ミニヘラ

作り方

1／ 乳鉢（または100mlビーカー）にモンモリオナイトクレイを入れ、ローズマリーフローラルウォーターを少量ずつ加えながら、乳棒（またはミニヘラ）で練る。

2／ ペースト状になったら、マカデミアナッツオイル、精油を加え、ミニヘラでムラのないように全体をよく混ぜる。

使い方

洗顔したあと、目と口のまわりを避けて顔全体にのばしながらたっぷり肌にのせ、2〜3分たったら洗い流す。首やデコルテにもおすすめ。

保存 ▶ 作りたてを使う。保存は不向き。

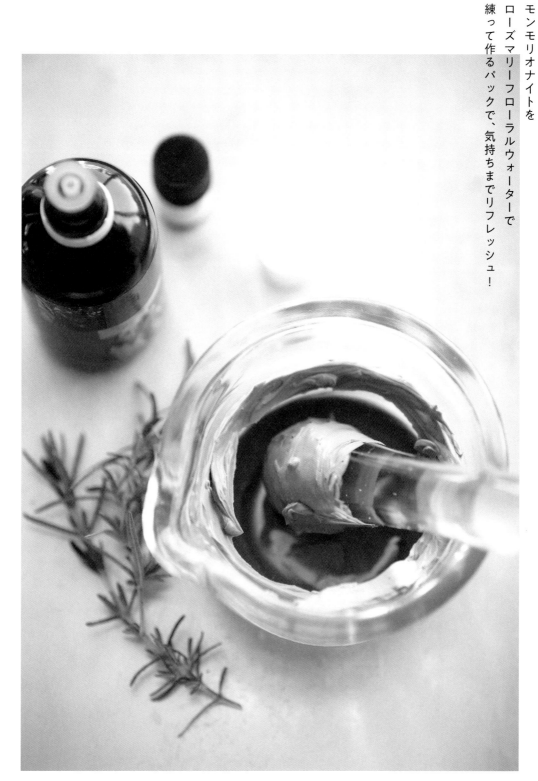

天然のクレンジングパウダーといわれる
モンモリオナイトを
ローズマリーフローラルウォーターで
練って作るパックで、気持ちまでリフレッシュ！

49

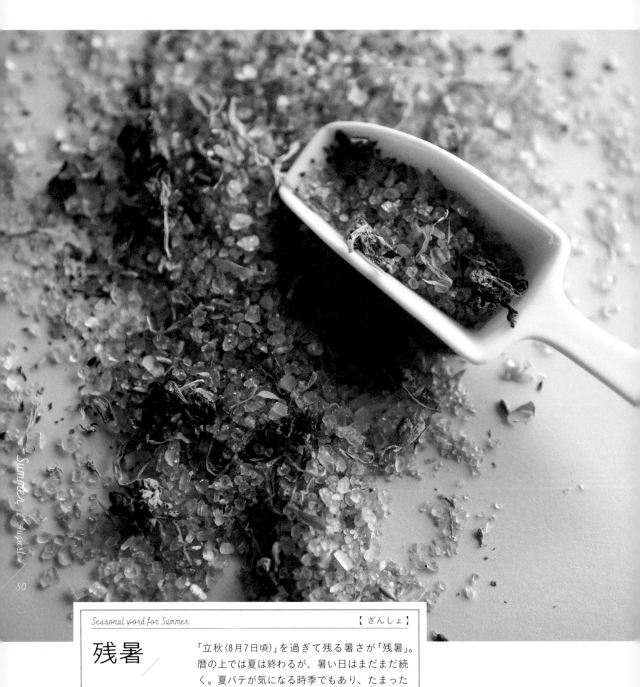

【ざんしょ】

残暑

「立秋（8月7日頃）」を過ぎて残る暑さが「残暑」。
暦の上では夏は終わるが、暑い日はまだまだ続
く。夏バテが気になる時季でもあり、たまった
疲れやだるさはこまめに取っておきたい。

♥ MENTAL HEALTH CARE

夏の疲れを癒すバスソルト

材料 ● 約100g分（2〜3回分）

自然の塩 … 100g
精製水 … 5cc計量スプーン2杯

🌿 **ハーブ**
　　ブルーマロウハーブ … 5cc計量スプーン2杯
　　ラベンダーハーブ … 5cc計量スプーン5杯
　　ペパーミントハーブ … 5cc計量スプーン5杯
　　カレンデュラハーブ … 5cc計量スプーン3杯

道具と容器

- はかり
- 5cc計量スプーン
- 30mℓビーカー
- チャック付きポリ袋
- ペーパータオル
- ラベルシール

作り方

1 ／ 30mℓビーカーに精製水、ブルーマロウハーブを入れ、色素を抽出する。

2 ／ チャック付きポリ袋に自然の塩、*1* を入れてよく混ぜ、ペーパータオルの上に出してひと晩乾かす。

3 ／ チャック付きポリ袋に戻し入れ、残りのハーブを加えてさらに混ぜる。

4 ／ 日付と使用用途を記入したラベルシールを貼る。

使い方

お茶パックなどに35〜50gを詰め、浴槽に入れてよく混ぜてから入浴する。ハーブの色素が浴槽に付着することがあるので、入浴後はすぐに洗い流す。

保存 ▶
冷暗所に保存して、1ヵ月以内に使いきる。

一日の終わり、枕にピロースプレーをシュッとして、気持ちのモードを切り替えましょう。ハッカ、リツエアクベバなどのスッキリ系の香りで、寝苦しさが落ち着きます。

⌂ HOME CARE

クールビズアロマの
ピロースプレー

材料 ● 約50mℓ分

無水エタノール … 10mℓ

💧 **精油**
　　ハッカ精油 … 3滴
　　リツエアクベバ精油 … 3滴
　　マジョラム精油 … 2滴
　　サンダルウッド・インド精油 … 2滴
精製水 … 40mℓ

道具と容器

- 10mℓプラスチックビーカー
- 50mℓガラススプレー容器
- ラベルシール

作り方

1／ 50mℓガラススプレー容器に無水エタノールを入れ、精油を加えてふたを閉じ、よく混ざるようにしっかり振る。

2／ 精製水を加えてふたを閉じ、さらによく振る。

3／ 日付と使用用途を記入したラベルシールを貼る。

使い方

お休み前、枕元に1mほど離れたところからシュッとスプレーする。スプレーする前に瓶を振ること。

保存 ▶ 冷蔵室に保存して、2週間以内に使いきる。

【すずかぜ】

涼風

夏の終わり、今までの暑苦しい風とは明らかに異なる「涼風」が吹いてくると、心身ともに爽快になる。寝苦しい夏の夜、クーラーのスイッチを切って、アロマでクールビズするのも一興。

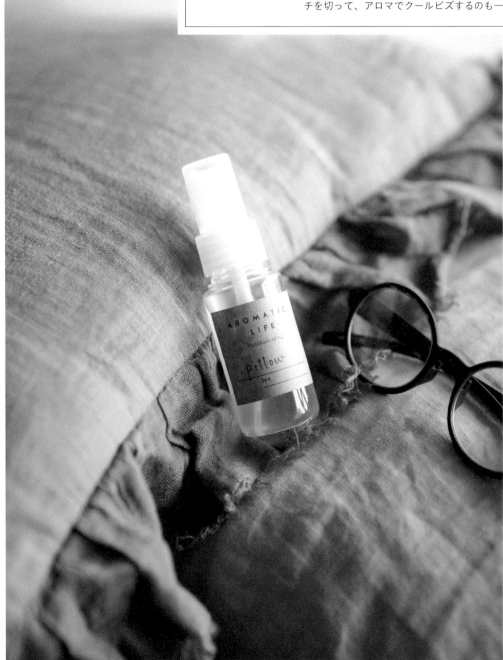

フローラルウォーター

魅力を知れば、手放せなくなる

釜に詰めた植物の花や葉などに熱い蒸気を吹きつけると、原料に含まれる香り成分が揮発して、水蒸気とともに立ち上がります。その気体を冷やすと液体に戻り、上部に油分が浮き出ます。この油分が精油で、液体こそがフローラルウォーター。芳香蒸留水ともいわれます。

油溶性の精油は、植物オイルや無水エタノールなどに希釈して使わなくてはいけません。一方フローラルウォーターは、ごく微量の精油と水溶性の芳香成分を含んでいて、その作用はと

ても穏やか。なので希釈せずにそのまま使え、しかも赤ちゃんからお年寄りまで幅広い年齢の方が利用できます。

そのまま化粧水やヘアミストにしたり、ルームスプレー、入浴剤として使ったり。もちろんナチュラルコスメ作りにも活用できます。

精油よりもリーズナブルな値段で入手できるのもメリットのひとつ。特に高価な精油として知られるローズやネロリなどは、フローラルウォーターなら手頃な値段で気軽に楽しめます。

化粧水にする	洗顔後そのまま化粧水として使うと、肌を保護してなめらかにする。
ヘアミストにする	髪の毛をブローする際にスプレーすると、潤いを与える。
ルームスプレーにする	リビングや寝室、トイレなど好きな場所にスプレーすると、ほんのり香りが漂う。
入浴剤にする	浴槽の湯に50mℓ程度混ぜ、よくかき混ぜてから全身浴や半身浴をする。

Autumn

秋

の

アロマレシピ

9月 10月 11月

✦ **SKIN CARE**

夏の太陽に疲れた肌に！
ネロリの潤いフェイスローション＆
ふわふわフェイスクリーム

夏の日差しで弱った肌には、細胞の生まれ変わりを助けるネロリが最適。秋に向けて、疲れた肌をリセットしましょう。

潤いフェイスローション

材料 ● 約100㎖分

A | グリセリン … 5㎖
  | 無水エタノール … 5㎖

💧 **精油**
  | ネロリ精油 … 3滴
  | ラベンダー精油 … 1滴
  | オレンジスイート … 1滴

B | ネロリフローラルウォーター … 50㎖
  | 精製水 … 40㎖

道具と容器

・10㎖プラスチックビーカー　・ガラス棒
・50㎖ビーカー　　　　　　　・100㎖ガラス瓶
　　　　　　　　　　　　　　・ラベルシール

作り方

1 / 50㎖ビーカーにAを入れてガラス棒で混ぜ、精油を加えてムラのないように全体をよく混ぜる。

2 / 100㎖ガラス瓶に移し入れ、Bを加えてふたを閉じ、よく混ざるようにしっかり振る。

3 / 日付と使用用途を記入したラベルシールを貼る。

使い方

洗顔したあと、顔全体、首やデコルテになじませる。使用前に瓶を振ること。

保存 ▶ 冷蔵室に保存して、2週間以内に使いきる。

やさしいつけ心地のフェイスクリーム。
エレガントなネロリの花の香りは、
穏やかな気持ちに誘います。
幸せな気持ちになるふわふわクリームです。

ふわふわフェイスクリーム

材料 ● 約50ml分

A マカデミアナッツオイル … 10ml
　 シアバター・精製 … 5g
　 パーム乳化ワックス … 3g
　 ミツロウ・精製 … 2g

ネロリフローラルウォーター … 30ml

💧 精油
　 ネロリ精油 … 3滴

道具と容器

- はかり
- 100mlビーカー2個
- 10mlプラスチックビーカー
- ラップ
- 湯せん器具
- ミニ泡立て器
- 電動ホイッパー
- 50mlガラスクリーム容器
- ミニヘラ
- ラベルシール

作り方

1／ 100mlビーカーにAを入れ、ラップをかける。

2／ 別の100mlビーカーにネロリフローラルウォーター
を入れ、ラップをかける。

3／ 1と2を湯せんにかけ、1が完全に溶けたら湯せん
から外す。1に2を少量ずつ加えながらミニ泡立て
器でなじむまで手早く2〜3分混ぜる。さらに電動
ホイッパーで全体がなじむまで2〜3分混ぜる。

4／ クリーム状になったら、精油を加えてミニ泡立て器
でよく混ぜる。

5／ 50mlガラスクリーム容器にミニヘラで移し入れる。

6／ 日付と使用用途を記入したラベルシールを貼る。

使い方

化粧水で整えたあと、顔全体、首やデコルテに
なじませる。

保存 ▶ 冷暗所に保存して、1ヵ月以内に使いきる。

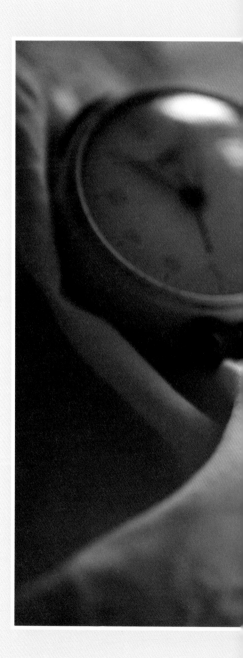

♥ MENTAL HEALTH
CARE

寝室用の睡眠アップ
アロマスプレー

材料 ● 約50mℓ分

無水エタノール … 5mℓ

💧 **精油**

　　ラベンダー精油 … 4滴
　　ベルガモット（FCF）精油 … 2滴
　　クラリセージ精油 … 1滴
　　マジョラム精油 … 1滴
　　サンダルウッド・インド精油 … 2滴

精製水 … 45mℓ

道具と容器

- 10mℓプラスチックビーカー
- 50mℓガラススプレー容器
- ラベルシール

作り方

1 ／ 50mℓガラススプレー容器に無水エタノールを
　　　入れ、精油を加えてふたを閉じ、よく混ざるよ
　　　うにしっかり振る。

2 ／ 精製水を加えてふたを閉じ、さらによく振る。

3 ／ 日付と使用用途を記入したラベルシールを貼る。

使い方

寝室の空間に、シュッとスプレーする。スプレーす
る前に瓶を振ること。

> **保存** ▶ 冷暗所に保存して、2週間以内に使いきる。

Autumn / September /

58

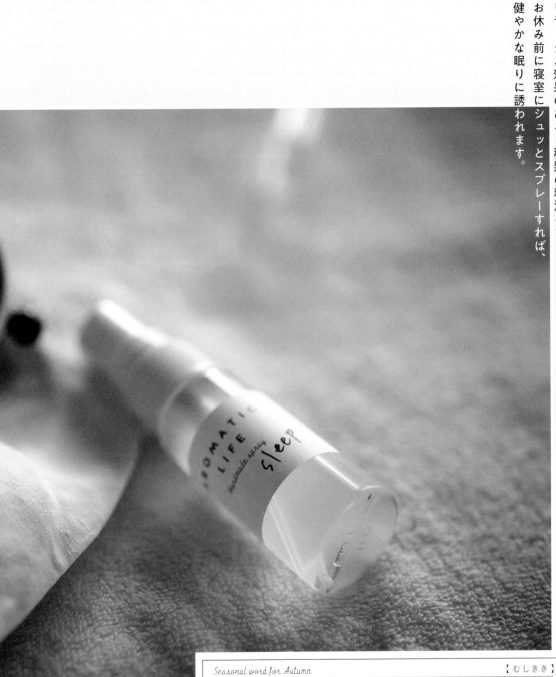

ラベンダーやベルガモットなど
リラックス効果のある5種類の精油をブレンド。
お休み前に寝室にシュッとスプレーすれば、
健やかな眠りに誘われます。

Seasonal word for Autumn　　　　　　　　【むしきき】

虫聴き　／　　江戸時代、秋になると、月を見ながら松虫や鈴虫
の音に聴き入った「虫聴き」という粋な習慣。チ
ンチロリン、リーンリーン。ベッドに寝転がって
耳を澄ませば、虫の音が妙にもの哀しい……。

キッチンでできるハーブ染めは、焼きミョウバンを媒染剤に使います。保湿効果の高いカモマイルで染めた靴下は、おやすみソックスに最適です。

⌂ HOME CARE

ハーブ染めの
すやすやカモマイルソックス

材料 ●1足分

シルク靴下…1足（約65g）
🌿 **ハーブ**
　│ カモマイルハーブ … 10g
焼きミョウバン … 2g

道具と容器

- はかり
- 中性洗剤
- ボウル2個
- 鍋
- お茶パック
- 菜箸
- 温度計

作り方

1／ シルク靴下は中性洗剤で洗い、ボウルにぬるま湯（分量外）と一緒に30分ほど浸けおく。

2／ 鍋にお茶パックに詰めたハーブ、水500㎖（分量外）を入れて沸騰させ、弱火にして15分ほど煮て、色素を抽出する。

3／ お茶パックを取り出し、水適量（分量外）を加えて1000㎖にする。1のシルク靴下を入れて菜箸で混ぜながら、弱火で60℃に昇温し、15分ほどキープする。

4／ 別のボウルに焼きミョウバンを入れ、ぬるま湯1000㎖（分量外）を加えて溶き、軽く水洗いして絞った3のシルク靴下を入れて15分ほど浸けおく。

5／ 4のシルク靴下を水洗いし、3の鍋に戻し入れ、菜箸で混ぜながら弱火で80℃に昇温し、15分ほどキープしたあと、火を止めて冷やす。

6／ 水洗いしたあと脱水し、日陰干しで乾燥させる。

使い方

睡眠中はもちろん、室内用や外出時にはく。洗たくには中性洗剤を使い、日陰干しをする。

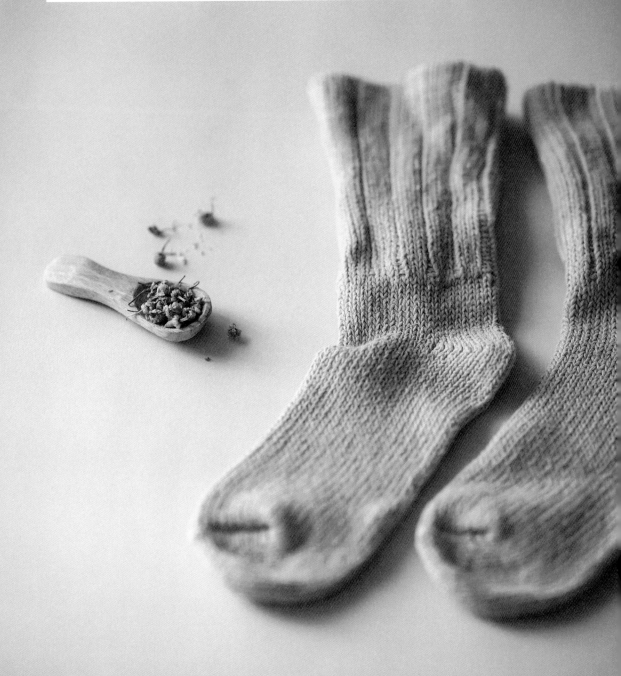

【 ちょうようのせっく 】

重陽の節句

一番大きな陽数9が重なる9月9日は、五節句の
ひとつ「重陽の節句」。菊酒や菊枕といった菊を
用いて不老長寿を願う。キク科のカモマイルを使
って、ハーブ染めを楽しんでみるのも風雅。

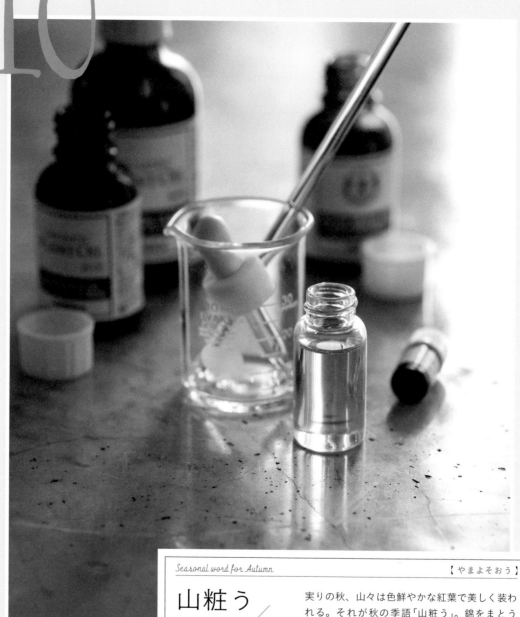

Seasonal word for Autumn 【やまよそおう】

山粧う

実りの秋、山々は色鮮やかな紅葉で美しく装われる。それが秋の季語「山粧う」。錦をまとう艶やかな山を見習って、ゆったりと素肌ケア、自分磨きにいそしみたい。

✦ SKIN CARE

秋のゆったり
フェイスケア美容オイル

材料 ● 約10ml分

A | オリーブスクワランオイル … 5ml
  | アルガンオイル・クリア … 3ml
  | カレンデュラオイル … 2ml

💧 **精油**
  | ネロリ精油 … 1滴

道具と容器

- 10mlプラスチックビーカー
- 30mlビーカー
- ガラス棒
- 10mlガラススポイト瓶
- ラベルシール

作り方

1 / 30mlビーカーにAを入れてガラス棒で混ぜ、精油を加えてムラのないように全体をよく混ぜる。

2 / 10mlガラススポイト瓶にガラス棒を伝わせて移し入れる。

3 / 日付と使用用途を記入したラベルシールを貼る。

使い方

化粧水で整えたあと、顔全体、首やデコルテになじませる。使用前に瓶を振ること。

保存 ▶ 冷暗所に保存して、1ヵ月以内に使いきる。

63

秋のセンチメンタルな気分を
癒すバスポプリ

8種のハーブと4種の精油を混ぜた、香り高いバスポプリです。すっきりとした甘さが漂うナチュラルな香りで、心がじんわりと癒されます。

材料 ● 3回分（約25g分）

🌿 **ハーブ**

ローズバッズピンクハーブ … 5g
ローズマリーハーブ … 5g
ローズペタルハーブ … 3g
カモマイルハーブ … 3g
レモンバーベナハーブ … 3g
レモンバームハーブ … 3g
カレンデュラハーブ … 2g
ブルーマロウハーブ … 1g

💧 **精油**

ベルガモット (FCF) 精油 … 5滴
オレンジスイート精油 … 5滴
ゼラニウム精油 … 3滴
パロマローザ精油 … 2滴

無水エタノール … 15㎖

道具と容器

- はかり
- チャック付きポリ袋4枚
- 30㎖ビーカー
- ガラス棒
- 30㎖ガラススプレー容器
- オーガンジーサシェ3袋

作り方

1／ チャック付きポリ袋にハーブを入れ、振り混ぜる。

2／ 30㎖ビーカーに精油を入れ、ガラス棒でムラのないように全体をよく混ぜる。

3／ 30㎖ガラススプレー容器に無水エタノールを入れ、2を加えてふたを閉じ、よく混ざるようにしっかり振る。

4／ 1回分をチャック付きポリ袋に入れ、3の⅓量をスプレーし、オーガンジーサシェに詰めて口を閉じる。

使い方

香りづけは入浴する直前にして、サシェひとつを浴槽に入れ、よく混ぜてから入浴する。ハーブの色素が浴槽に付着することがあるので、入浴後はすぐに洗い流す。

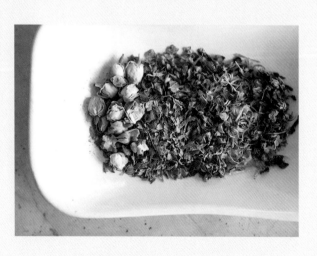

保存 ▶ 冷暗所に保存して、1ヵ月以内に使いきる。

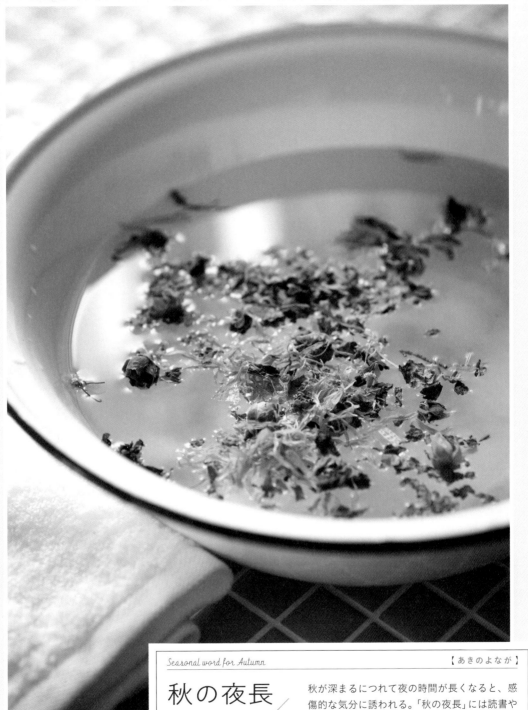

Seasonal word for Autumn　　　　　　　　　　【あきのよなが】

秋の夜長

秋が深まるにつれて夜の時間が長くなると、感傷的な気分に誘われる。「秋の夜長」には読書や映画鑑賞、そしてセルフメンテナンス。ロマンチックな香りに包まれる入浴もおすすめ。

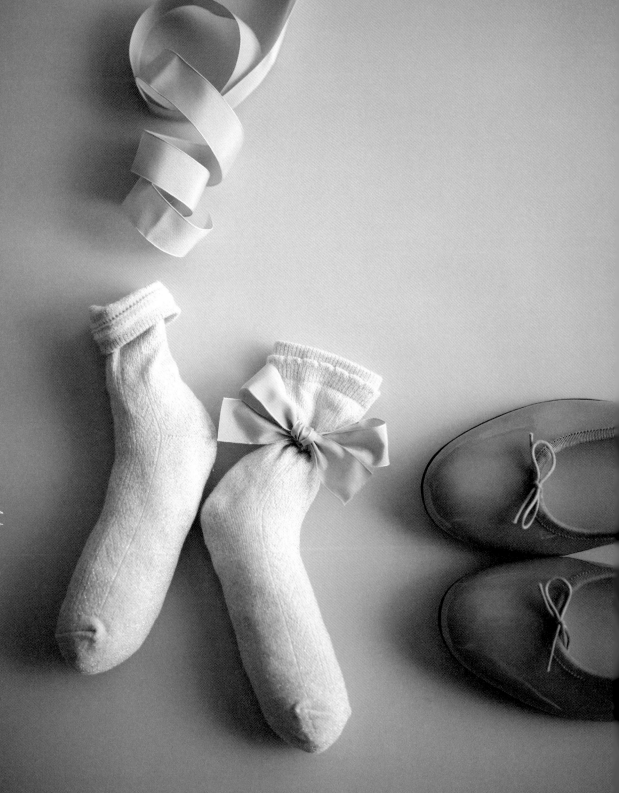

HOME CARE

デオドラント
シューズキーパー

材料 ● 1足分

重曹 … 200g

ハーブ
| ペパーミントハーブ … 5g

精油
| ヒノキ精油 … 8滴
| パロマローザ精油 … 7滴
| ラベンダー精油 … 2滴

子供用靴下 … 1足
リボン … 適宜

道具と容器

- はかり
- チャック付きポリ袋
- お茶パック4枚
- コットン大きめ2枚

作り方

1／ チャック付きポリ袋に重曹、ハーブを入れ、よく
もむ。

2／ 精油を加え、さらによくもむ。お茶パックに4等
分にして詰めて口を閉じ、コットン1枚につき2
パックずつを包む。

3／ 子供用靴下の左右に入れ、コットン(分量外)を詰
めて形を整え、リボンで靴下の口をしばる。

使い方

脱いだ靴の中に入れる。

11月

秋乾き

秋の湿度は真夏の半分程度と低いうえに、日差しが結構強いので、空気も肌も乾燥しがち。この「秋乾き」の時季の素肌や唇は、ごわついたりくすんだり……。毎日せっせと保湿に励もう！

✦ SKIN CARE

ぷるぷるリップバーム

材料 ● 約18g分

スイートアーモンドオイル
… 8㎖
オリーブスクワランオイル
… 5㎖
シアバター・精製 … 3g
キャンデリラワックス
… 約2g（1cc計量スプーン2杯）

道具と容器

- 10㎖プラスチックビーカー
- はかり
- 1cc計量スプーン
- 50㎖ビーカー
- ラップ
- 湯せん器具
- ガラス棒
- 25㎖ガラスクリーム容器
- ラベルシール

作り方

1／ 50㎖ビーカーにすべての材料を入れてラップをし、湯せんにかける。

2／ 完全に溶けたら湯せんから外し、ガラス棒でムラがなくなるまで30秒ほど混ぜる。

3／ 25㎖ガラスクリーム容器に移し入れ、さらによく混ぜる。

4／ 日付と使用用途を記入したラベルシールを貼る。

使い方

清潔な指で唇の乾燥が気になるときに塗る。

保存 ▶ 冷暗所に保存して、1ヵ月以内に使いきる。

Autumn / November

68

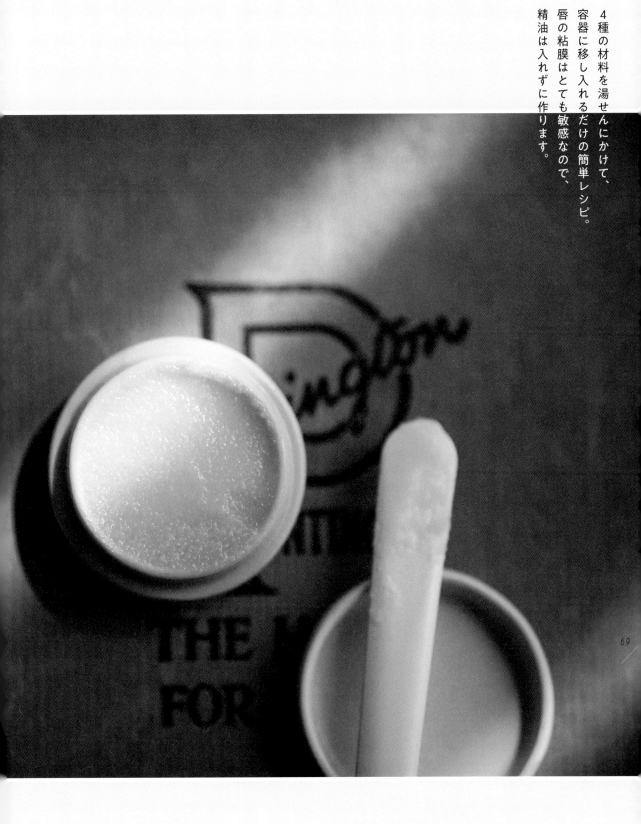

4種の材料を湯せんにかけて、
容器に移し入れるだけの簡単レシピ。
唇の粘膜はとても敏感なので、
精油は入れずに作ります。

69

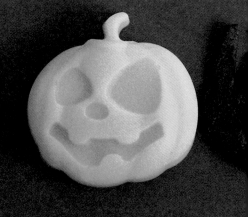

♥ MENTAL HEALTH
CARE

ハッピーハロウィン
ソープ

MPソープに黄色の食用色素を混ぜ、型に入れて乾燥させるだけ。甘くてフルーティーな香りのハッピーなソープです。

材料 ● 約100g

A | MPソープ・クリア … 90g
| MPソープ・ホワイト … 10g

💧 精油
| マンダリン精油 … 4滴
| ベンゾイン精油 … 3滴
| パロマローザ精油 … 3滴

食用色素の黄
… 1cc計量スプーン1と½杯

精製水 … 2㎖

道具と容器

・はかり
・1cc計量スプーン
・150㎖紙コップ
・竹串
・耐熱容器
・ラップ
・電子レンジ
・ガラス棒
・お好みのシリコン型

Autumn / November

70

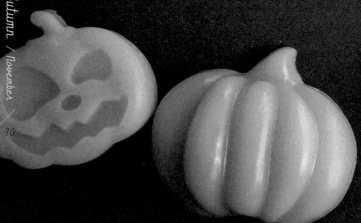

作り方

1／150㎖紙コップに精油、食用色素の黄、精製水を入れ、竹串でよく混ぜる。

2／耐熱容器にＡを入れてラップをかけ、電子レンジで様子を見ながら溶かす。

3／1に2を加え、ガラス棒で手早く混ぜる。

4／お好みのシリコン型に流し入れ、風通しのいいところで1〜2時間おく。完全に固まったら型から取り出し、風通しのいいところでさらに3〜4日乾燥させる。

保存 ▶ 1年以内に使いきる。

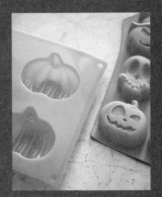

ハロウィン用のお菓子作りのシリコン型。シーズンになると、さまざまな絵柄の型が出回っている。

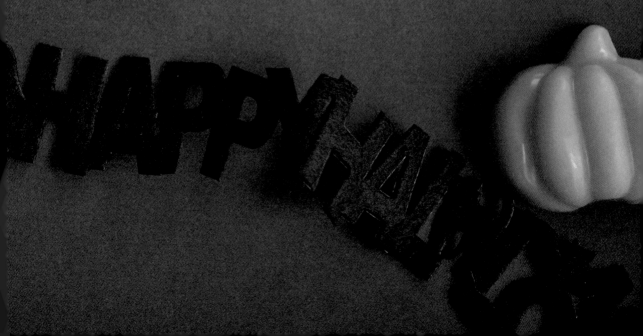

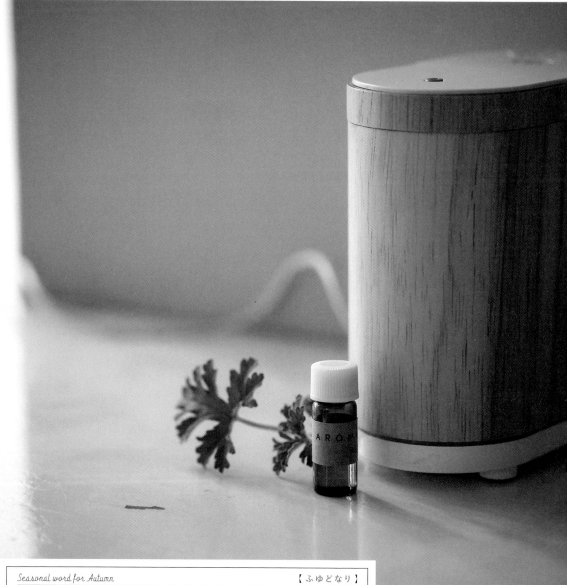

Seasonal word for Autumn　　　　　　　　　【 ふゆどなり 】

冬隣

冬はもう、すぐそこの「冬隣」。気温がぐっと下がり、
木枯らしが吹き始めると、風邪をひきやすくなる。
暖かくして、よく眠って、部屋の空気を浄化して。
早めの風邪予防で、元気に冬を迎えたい。

HOME CARE

風邪予防ブレンドの
アロマオイル

材料 ● 約3mℓ分

🔹 **精油**

> オレンジスイート精油 … 15滴
> ティートリー精油 … 10滴
> ユーカリ・グロブルス精油 … 10滴
> ゼラニウム精油 … 10滴

道具と容器

- 30mℓビーカー
- ガラス棒
- 生活の木製品5mℓガラス瓶
- ラベルシール

作り方

1 ／ 30mℓビーカーに精油を入れ、ガラス棒でムラ
のないように全体をよく混ぜる。

2 ／ 生活の木製品5mℓガラス瓶に移し入れる。

3 ／ 日付と使用用途を記入したラベルシールを貼る。

使い方

ディフューザーを使って、香りを拡散させる。

| 保存 ▶ 冷暗所に保存して、1ヵ月以内に使いきる。 |

73

ドライハーブ

日々の暮らしに役立てたい

　薬効をもった植物のことをハーブといいます。フレッシュな生のハーブは新鮮な香りを楽しめ、乾燥させたドライハーブは日持ちのよさと薬効の高さが特徴。日本語では、薬草や香草と訳され、料理やハーブティーはもちろん、精油の原料、染料、ナチュラルコスメの材料、サシェなどのアロマクラフト、そして自然療法でも用いられ、心と体にさまざまな優れた作用をもたらしてくれます。

　ドライハーブの力を取り入れやすいのは、なんといってもハーブティーでしょう。穏やかな薬効をゆっくりと取り込めます。ハーブ特有の香りや苦みが気になるときは、はちみつやメープルシロップ、ジャム、ドライフルーツ、レモンなどを加えると飲みやすくなります。作り置きはせず、なるべくその日のうちに飲みきるのがベスト。余ったら、うがいに使ったり、お風呂に加えたりするのもおすすめです。

　ドライハーブに湿気や光は大敵。保存する際には、密閉容器に移して冷暗所に置きましょう。またハーブの名前、購入日を記入したラベルシールを貼っておくと便利です。

ハーブティーの淹れ方

2つの抽出方法がある。
● ティーポットにドライハーブを入れて熱湯を注ぎ、3〜5分蒸らして有効成分を抽出する方法。主に花や葉を使ったハーブ向き。
● 鍋にドライハーブと水を入れ、弱火で5分ほどじっくり煮出して有効成分を抽出する方法。主に硬い根や種子などのハーブ向き。

ブレンドのコツ

自分でハーブをブレンドして、オリジナルのハーブティーを作る場合、最初は選んだハーブを同量ずつ混ぜて試してみる。それから好みに合わせて、分量を調整するといい。多くて5〜6種類までにし、レモンバームやレモングラスなどレモンに似た香りのハーブを合わせると飲みやすくなる。

ハーブチンキを作る

ハーブをアルコールに浸け込んで、有効成分を抽出するチンキ。減菌処理した保存容器にドライハーブ10gとウォッカ100mℓを入れ、2週間ほど浸ける。毎日1回は瓶を振り、浸け込みが終わったら、ハーブを取り出す。チンキはマウスウォッシュやヘアローションなどにも使える。またハーブティーに加えたり、水で薄めたりして飲むことも可能。

冬

の
アロマレシピ

12月 1月 2月

12月

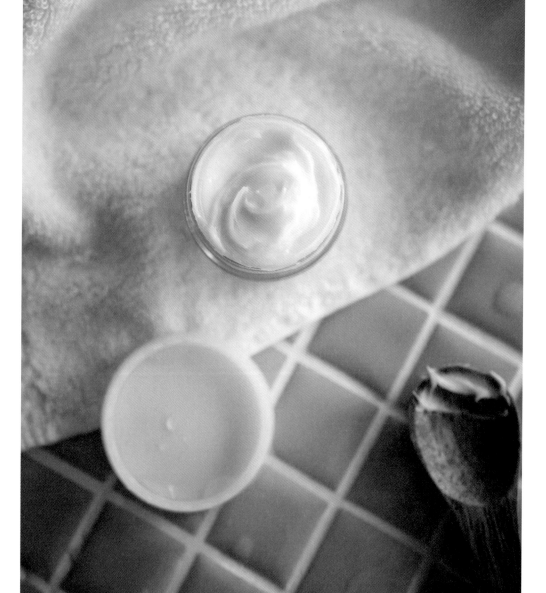

Seasonal word for Winter 　　　　　　　　　　【 こはるびより 】

小春日和

冬の初めの青く澄んだ空のもと、だんだんと寒くなってきた初冬の頃に訪れる、暖かく穏やかな晴天の日。それが「小春日和」。冷えと乾燥で縮こまった心と体をゆったりほぐしたい日だ。

シアバターの
ボディホイップクリーム

保湿力が高いシアバターとアルガンオイルをミニ泡立て器で混ぜるだけで作れる、乾燥が気になるところ用の自家製ホイップクリームです。

材料 ● 約18g分

A | シアバター・精製 … 15g
　　| アルガンオイル・クリア … 3㎖

💧 **精油**
　　| ローズオットー精油 … 1滴
　　| フランキンセンス精油 … 1滴

道具と容器

- はかり
- 10㎖プラスチックビーカー
- 100㎖ビーカー
- ラップ
- 湯せん器具
- ミニ泡立て器
- 25㎖ガラスクリーム容器
- ミニヘラ
- ラベルシール

作り方

1 ／ 100㎖ビーカーに *A* を入れてラップをし、湯せんにかける。

2 ／ 完全に溶けたら湯せんから外し、白っぽくなるまで冷ます。固まる前に、ミニ泡立て器でなじむまで手早く2〜3分混ぜる。

3 ／ クリーム状になったら、精油を加えてミニ泡立て器でよく混ぜる。

4 ／ 25㎖ガラスクリーム容器にミニヘラで移し入れる。

5 ／ 日付と使用用途を記入したラベルシールを貼る。

使い方

お風呂あがりやシャワーのあと、膝やひじなど乾燥が気になる部分に、薄くなじませるように塗る。

保存 ▶
冷蔵室に保存して、
2ヵ月以内に使いきる。

世界最古のスパイスのひとつで、「スパイスの女王」と称されるカルダモン。清涼感のあるスパイシーな風味は、緊張をほぐして心に安定をもたらします。

一陽来復

二十四節気のひとつ「冬至（12月21日頃）」を表す言葉。冬至は夜が一番長くなる陰の極みの日。翌日から陽に転じるとされ、暗い冬、「一陽来復」を迎えてホッとひと息。

MENTAL HEALTH CARE

ホッとひと息スパイスティー

材料 ● 2杯分

紅茶葉 … ティースプーン山盛り3杯
カルダモンパウダー … ティースプーン1杯
水 … 100㎖
牛乳 … 200㎖
シナモンパウダー … 適量
お好みではちみつ … 適量

道具と容器

・ティースプーン
・ミルクパン
・カップ

作り方

1 / カップはあらかじめ湯で温めておく。

2 / ミルクパンに紅茶葉、カルダモンパウダー、水、牛乳を入れ、3分ほど弱火で煮詰めてこす。

3 / カップに注ぎ、シナモンパウダーを振り、お好みではちみつを加える。

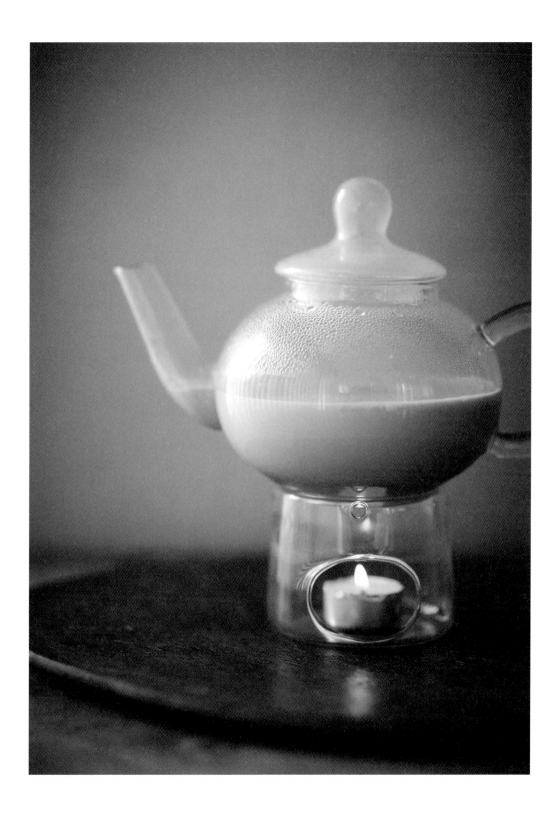

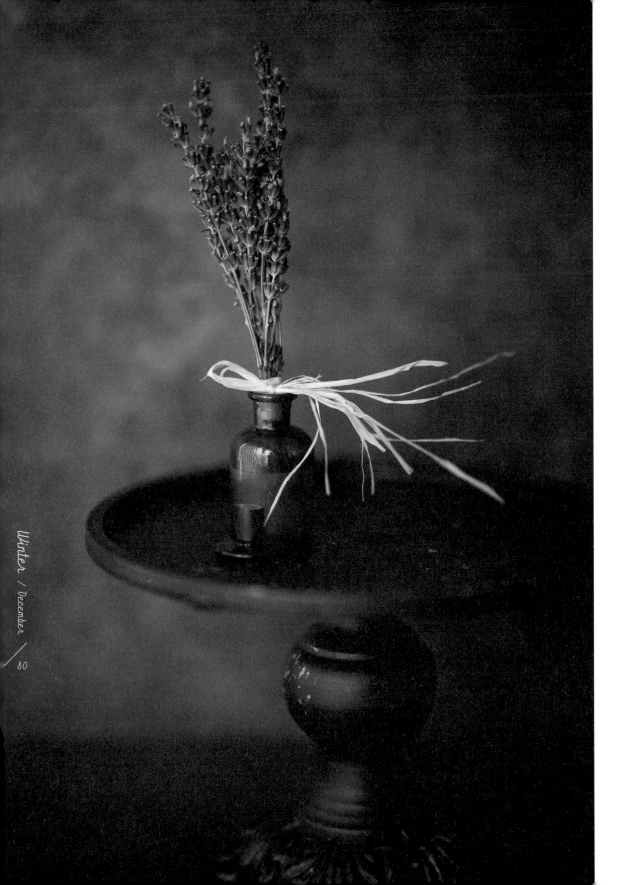

⬤ HOME CARE

クリスマスの
ラベンダーリードディフューザー

材料 ● 約25mℓ分

無水エタノール … 5mℓ

💧 **精油**
| オレンジスイート精油 … 8滴
| グレープフルーツ精油 … 8滴
| シダーウッド・アトラス精油 … 2滴
| ホーリーフ精油 … 2滴

精製水 … 20mℓ

ラベンダーリード
| ドライラベンダー（長さ約15cm）… 15本
| ラフィア … 少量

道具と容器

- 10mℓプラスチックビーカー
- 30mℓガラス瓶
- ラベルシール

作り方

1 / 30mℓガラス瓶に無水エタノールを入れ、精油
を加えてふたを閉じ、よく混ざるようにしっか
り振る。

2 / 精製水を加えてふたを閉じ、さらによく振る。

3 / ふたを開け、ラフィアで束ねたドライラベンダ
ーを挿す。

4 / 日付と使用用途を記入したラベルシールを貼る。

使い方

リビングや寝室など、好きな場所に置いて香りを楽しむ。

キャンドルや火、電気を使わずに香りを広げる、リードディフューザー。スティック状の棒の代わりにドライラベンダーを挿すスペシャルレシピです。

1月

寒の入り

「小寒（1月5日頃）」から寒の入り。一年で最も
寒くなるこの時季には、寒中見舞いを送り、寒
中水泳や寒稽古が行われる。そんな寒さ厳しい
時季によく似合う、和のアロマ・ユズの香り。

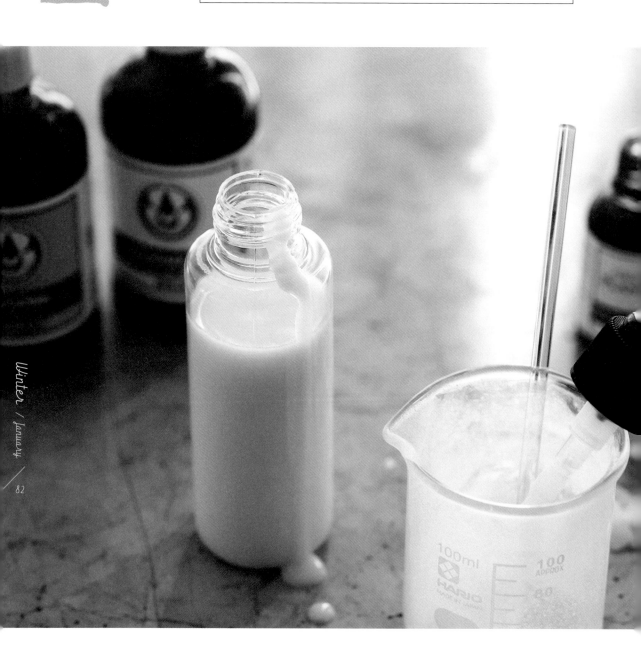

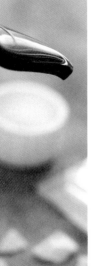

身に染みる新年の冷たい空気を穏やかに和ませる、フレッシュなユズの香り。ボディクリームよりも軽く、さらっとした使い心地のボディミルクは、保湿力抜群です。

✦ SKIN CARE

ユズの香りの
ニューイヤーボディミルク

材料 ● 約100㎖分

A　セサミオイル … 5㎖
　　スイートアーモンドオイル … 5㎖
　　シアバター・精製 … 3g
　　パーム乳化ワックス … 3g
B　グリセリン … 4㎖
　　キサンタンガム … 約0.5g
　　　（½cc計量スプーン1杯）
精製水 … 80㎖
💧 精油
　　ユズ（水蒸気蒸留法）精油 … 5滴
　　ラベンダー精油 … 2滴
　　ベンゾイン精油 … 1滴

道具と容器

・10㎖プラスチックビーカー
・はかり
・½cc計量スプーン
・100㎖ビーカー2個
・ラップ
・ガラス棒
・ミニ泡立て器
・湯せん器具
・電動ホイッパー
・120㎖ガラスポンプ瓶
・ミニヘラ
・ラベルシール

作り方

1／100㎖ビーカーにAを入れ、ラップをかける。

2／別の100㎖ビーカーにBを入れ、キサンタンガムをすりつぶすようにガラス棒で混ぜる。精製水を少量ずつ加えながら、ミニ泡立て器で混ぜ、ラップをする。

3／1と2を湯せんにかけ、完全に溶けたら湯せんから外す。1に2を少量ずつ加えながらミニ泡立て器でなじむまで手早く2〜3分混ぜる。さらに電動ホイッパーで全体がなじむまで2〜3分混ぜる。

4／クリーム状になったら、精油を加えてミニ泡立て器でよく混ぜる。

5／120㎖ガラスポンプ瓶にミニヘラで移し入れる。

6／日付と使用用途を記入したラベルシールを貼る。

使い方

お風呂あがりやシャワーあとの全身（顔は除く）、膝やひじなど乾燥が気になる部分になじませるように塗る。

保存 ▶ 冷蔵室に保存して、2週間以内に使いきる。

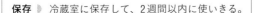

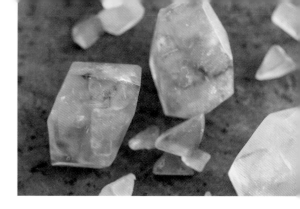

心を清める
アロマジュエルソープ

材料 ● 1個分 (約100g分)

MPソープ・クリア(原石用) … 約50g (カット済み)
MPソープ・クリア(流し込み用) … 約50g
ゴールドピグメント … 5cc計量スプーン1杯

💧 **テーマ別・食用色素と精油**

　エナジー

| カラー1:赤 … ミクロスパーテル1杯
| カラー2:黄 … ミクロスパーテル½杯
| オレンジスイート精油 … 10滴

　ウーマンアップ

| カラー1:赤 … ミクロスパーテル1杯
| カラー2:青 … ミクロスパーテル½杯
| ゼラニウム精油 … 10滴

　ヒーリング

| カラー1:黄 … ミクロスパーテル½杯
| カラー2:青 … ミクロスパーテル½杯
| ラベンダー精油 … 10滴

道具と容器

- はかり
- 5cc計量スプーン
- ミクロスパーテル
- ポリ袋2枚
- 耐熱容器
- ラップ
- 電子レンジ
- ジュエルソープ用
　シリコン型

作り方

1 / 原石を作る。MPソープ・クリア(原石用)を25gずつ、それぞれポリ袋に入れる。作りたいテーマを決め、ひとつにはカラー1の食用色素、もうひとつにはカラー2の食用色素を加えてすりこむようにして着色する。

2 / バランスを考えながら、シリコン型に1のソープを入れ、ゴールドピグメント、精油を加える。

3 / 耐熱容器にMPソープ・クリア(流し込み用)を入れてラップをかけ、電子レンジで様子を見ながら溶かす。

4 / 2に3を流し入れ、シリコン型の上面をソープ素地がこぼれないよう、包むようにラップする。

5 / 1時間ほどして、温度が下がり、完全に固まったら型から取り出す。

使い方

普通のソープ同様に使う。色づけには天然の食用色素を使用しているため、着色後徐々に色が濃くなり、その後は次第に退色していく。色の移り変わりも楽しんで。

保存 ▶ 1年以内に使いきる。

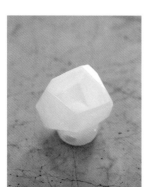

ジュエルソープ専用のシリコン型。取り出す際、指先に力がかかるので、爪などに注意。

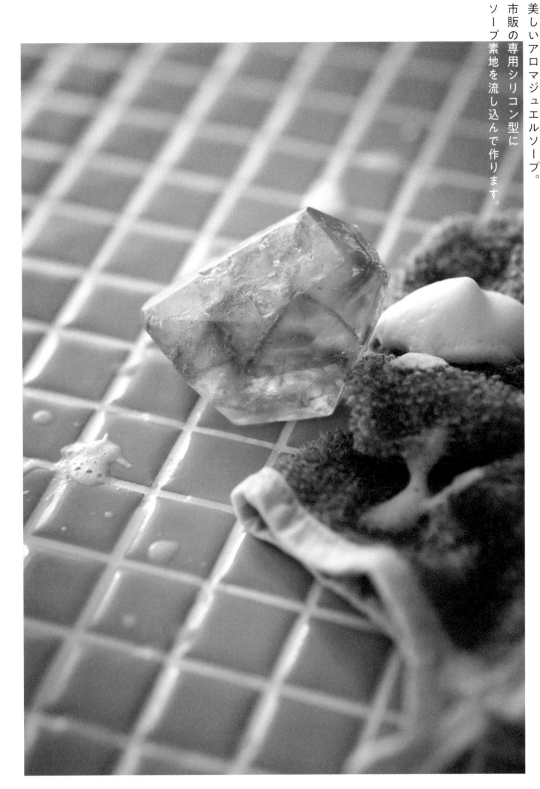

透明感のある色彩のソープを宝石に見立てた、
美しいアロマジュエルソープ。
市販の専用シリコン型に
ソープ素地を流し込んで作ります。

85

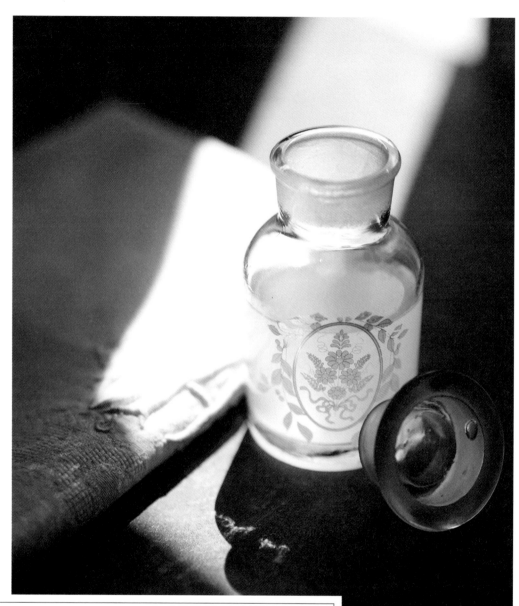

【 やまねむる 】

山眠る

静かにこんこんと眠っているような冬の山
を表す「山眠る」。美しい冬の季語だ。静
謐な印象のユズ＆ヒノキの香りもまた、厳
かでいて温かい気分を誘う美しいアロマ。

🏠 HOME CARE

ユズ＆ヒノキの
リネンウォーター

材料 ● 約50ml分

無水エタノール … 5ml

💧 **精油**
　　ユズ（水蒸気蒸留法）精油 … 5滴
　　ヒノキ精油 … 3滴
　　フランキンセンス精油 … 2滴
精製水 … 45ml

道具と容器

- 10mlプラスチックビーカー
- 50mlガラススプレー容器
- ラベルシール

作り方

1 ／ 50mlガラススプレー容器に無水エタノールを入れ、精油を加えてふたを閉じ、よく混ざるようにしっかり振る。

2 ／ 精製水を加えてふたを閉じ、さらによく振る。

3 ／ 日付と使用用途を記入したラベルシールを貼る。

使い方

衣類やファブリックに、シュッとスプレーする。シルクや白いファブリックは、変色に注意して。スプレーする前に瓶を振ること。

保存 ▶ 冷暗所に保存して、2週間以内に使いきる。

2月

冬萌え

寒さ本番の2月、目を凝らすと庭先に木の芽や草の芽が萌え出している。そんな「冬萌え」の時期は、空気が乾燥するシーズン。髪に静電気が起きやすいので、しっかりケアしたい。

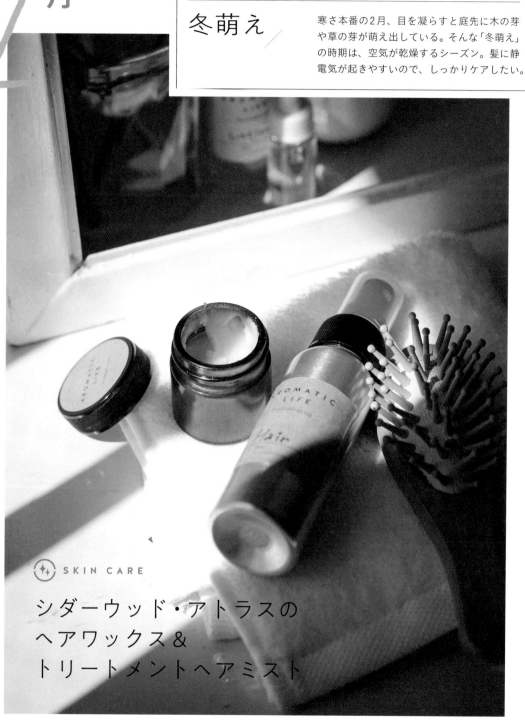

✦ SKIN CARE

シダーウッド・アトラスの
ヘアワックス＆
トリートメントヘアミスト

ヘアワックス

材料 ● 約20mℓ分

A シアバター・精製 … 8g
　ホホバオイル・クリア … 7g
　ミツロウ・精製 … 5g

💧 **精油**
　シダーウッド・アトラス精油 … 1滴
　クラリセージ精油 … 1滴

道具と容器

・はかり
・50mℓビーカー
・ラップ
・湯せん器具
・ガラス棒
・25mℓガラス
　クリーム容器
・ラベルシール

保存 ▶ 冷蔵室に保存して、
　　　　　3ヵ月以内に使いきる。

作り方

1 / 50mℓビーカーに *A* を入れてラップ
　　をし、湯せんにかける。

2 / 完全に溶けたら湯せんから外し、ガ
　　ラス棒で混ぜながら粗熱を取る。

3 / 25mℓガラスクリーム容器に移し入れ、
　　精油を加えてムラのないように全体
　　をよく混ぜる。

4 / 日付と使用用途を記入したラベルシ
　　ールを貼る。

使い方

髪が広がったり、パサついたりしやすい
部分に薄くなじませ、ヘアスタイルをま
とまりやすくする。

トリートメントヘアミスト

材料 ● 約50mℓ分

A アルガンオイル・クリア … 3mℓ
　グリセリン … 2mℓ

💧 **精油**
　シダーウッド・アトラス精油 … 2滴
　オレンジスイート精油 … 2滴
　ローズマリー・シネオール … 1滴
精製水 … 45mℓ

道具と容器

・10mℓプラスチックビーカー
・50mℓガラススプレー容器
・ガラス棒
・ラベルシール

保存 ▶ 冷暗所に保存して、
　　　　　2週間以内に使いきる。

作り方

1 / 50mℓガラススプレー容器に *A* を入れ、
　　精油を加えてガラス棒でムラのない
　　ように全体をよく混ぜる。

2 / 精製水を少量ずつ加えながら混ぜ、
　　ふたを閉じ、よく混ざるようにしっ
　　かり振る。

3 / 日付と使用用途を記入したラベルシ
　　ールを貼る。

使い方

乾燥が気になるパサついた部分や、スタイ
リングでまとまりが欲しいとき、数回スプ
レーする。スプレーする前に瓶を振ること。

季節の変わり目は、眠気が続いて、集中力を欠いたりしがちです。気持ちをぐんと高めるローズマリーでやる気を呼び起こしましょう。

集中力アップのモバイルアロマ

材料 ● 約5ml分

無水エタノール … 3ml

💧 **精油**
　　ローズマリー精油 … 5滴
　　ペパーミント精油 … 3滴
　　ユーカリ・グロブルス精油 … 2滴

精製水 … 2ml

道具と容器

- 10mlプラスチックビーカー
- 5mlガラススポイト瓶
- ラベルシール
- ストーン

作り方

1 ／ 5mlガラススポイト瓶に無水エタノールを入れ、精油を加えてふたを閉じ、よく混ざるようにしっかり振る。

2 ／ 精製水を加えてふたを閉じ、さらによく振る。

3 ／ 日付と使用用途を記入したラベルシールを貼る。

使い方

ストーンに数滴垂らし、サシェなどに詰めて持ち歩けば、いつでも香りを楽しめる。垂らす前に瓶を振ること。

> **保存** ▶ 冷暗所に保存して、2週間以内に使いきる。

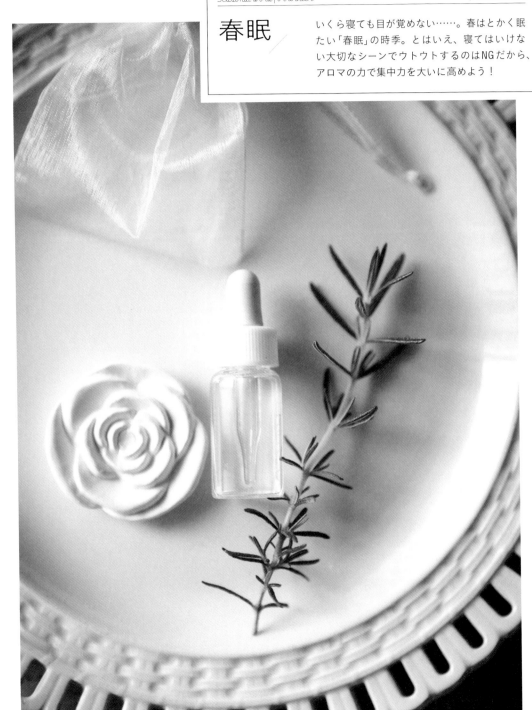

春眠

いくら寝ても目が覚めない……。春はとかく眠たい「春眠」の時季。とはいえ、寝てはいけない大切なシーンでウトウトするのはNGだから、アロマの力で集中力を大いに高めよう！

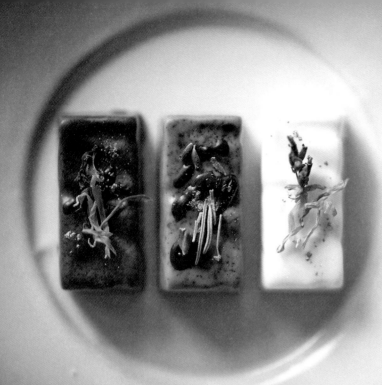

本物？　と見間違うほど完成度が高い
３種類のチョコレートソープ。
手間はかかりますが、
作る価値ありの絶品です。

バレンタインの
チョコレートソープ

石けん素地 … 4g

食用色素の黄と赤 … 各適量

🌢 **精油**

　　レモン（FCF）精油 … 3滴

　　ゼラニウム精油 … 3滴

精製水 … ¹⁄₁₀cc計量スプーン2杯

A　ココアパウダー … 3g

　　精製水 … 5mℓ

MPソープ・クリア … 20g

MPソープ・ホワイト … 100g

🌿 **ハーブ**

　　ローズペタルハーブ … 適量

　　カレンデュラハーブ … 適量

　　ローズマリーハーブ … 適量

　　ラベンダーハーブ … 適量

マイカゴールド … 適量

- はかり
- 10mℓプラスチックビーカー
- ¹⁄₁₀cc計量スプーン
- 60mℓ紙コップ2個
- 竹串2本
- 耐熱容器
- ラップ
- 電子レンジ
- 湯せん器具
- 50mℓビーカー
- シリコン型

1 ／ 石けん素地を2gずつ、それぞれ60mℓ紙コップに入れる。ひとつには食用色素の黄、レモン精油、精製水¹⁄₁₀cc計量スプーン1杯を加え、もうひとつには食用色素の赤、ゼラニウム精油、精製水¹⁄₁₀cc計量スプーン1杯を加え、竹串でよく混ぜる。

2 ／ 耐熱容器にMPソープ・クリア20gを入れてラップをし、電子レンジで様子を見ながら溶かす。

3 ／ 50mℓビーカーに *A* を入れて混ぜ、*2* を加えてよく混ぜ、ラップをして湯せんにかけておく。

4 ／ 耐熱容器にMPソープ・ホワイト100gを入れてラップをかけ、電子レンジで様子を見ながら溶かし、湯せんにかけておく。

5 ／ **ホワイトチョコを作る。**シリコン型に *4* 20gを流し入れ、手早く *1* の黄の半量を加え、さらに *4* 20g弱を流し入れる。

6 ／ **ミルクチョコを作る。**残りの *4* 60gに *3* 10gを流し入れてミルクチョコのソープ素地を作る。シリコン型に20gを流し入れ、手早く *1* の赤を加え、さらに20g弱のソープ素地を流し入れる。

7 ／ **ビターチョコを作る。**残りのミルクチョコのソープ素地30gに残りの *3* 10gを流し入れてビターチョコのソープ素地を作る。シリコン型に20gを流し入れ、手早く残りの *1* の黄を加え、さらに20g弱のソープ素地を流し入れる。残ったソープ素地はトッピングに使用するため、湯せんしておく。

6 ／ 1時間ほどして、温度が下がり、完全に固まったら型から取り出す。ソープ素地をそれぞれ流しかけ、冷めないうちにハーブやマイカゴールドでトッピングする。

普通のソープ同様に使う。色づけには天然の食用色素を使用しているため、着色後徐々に色が濃くなり、その後は次第に退色していく。色の移り変わりも楽しんで。

保存 ▶ 1年以内に使いきる。

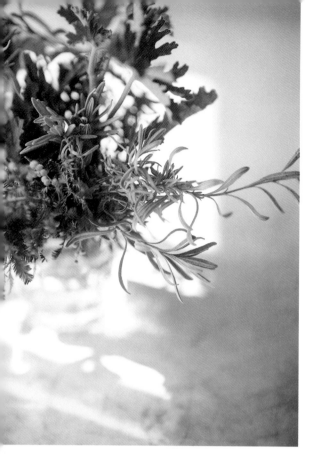

Index

生活の木
INFORMATION

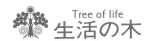

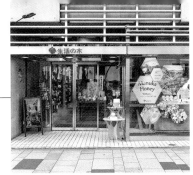

生活の木は、まだ日本人のほとんどが「ハーブ」「アロマテラピー」という言葉も知らなかった1976年から、その文化を日本に広め続けてきました。ブランドが生まれたのは、東京・原宿の表参道です。世界中のパートナーファーム（提携農園）から厳選したオーガニックハーブや精油、植物油などを調達。全国約110の直営店のほか、メディカルハーブガーデンや、アーユルヴェーダサロン、カルチャースクールなどを展開し、ハーブやアロマテラピー、スーパーフードなどを活用したライフスタイルをお届けします。

https://www.treeoflife.co.jp

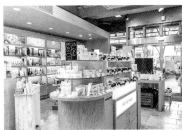

生活の木　原宿表参道店

〒150-0001 東京都渋谷区神宮前6-3-8 Tree of life1F

TEL 03-3409-1778

商品の購入方法

公式オンラインストア

会員登録すれば、
お得な特典などもあります。

https://onlineshop.treeoflife.co.jp

カタログ注文

カタログはお近くの直営店で入手できます。
またカタログ請求フォームも利用できます。

https://corp.treeoflife.co.jp/contact/catalog

Facebook

f treeoflife.japan

Instagram

O treeoflife_official

WORK SHOP
ワークショップ

生活の木直営店では、全店共通ワークショップと各店オリジナルワークショップを店内で季節にあわせて開催しています。直接店舗にお問い合わせください。

＊一部、開催していないショップもあります。

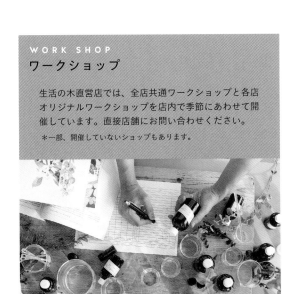

SCHOOL
ハーバルライフカレッジ (スクール)

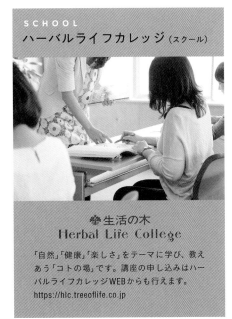

生活の木 Herbal Life College

「自然」「健康」「楽しさ」をテーマに学び、教えあう「コトの場」です。講座の申し込みはハーバルライフカレッジWEBからも行えます。

https://hlc.treeoflife.co.jp

生活の木
アロマワークショップ
BOOK

発行日　2020年8月7日 第1刷
　　　　2022年12月28日 第3刷

著者　　株式会社 生活の木

発行人　宇都宮誠樹

編集　　堀江由美

発行所　株式会社パルコ
　　　　エンタテインメント事業部
　　　　東京都渋谷区宇田川町15-1
　　　　03-3477-5755
　　　　https://publishing.parco.jp

印刷・製本　株式会社 加藤文明社

免責事項
本書のレシピについては万全を期しておりますが、万が一、けがややけど、機器の破損・損害などが生じた場合でも、著者および発行所は一切の責任を負いません。

落丁本・乱丁本は購入書店名を明記のうえ、小社編集部宛にお送りください。送料小社負担にてお取り替えいたします。
〒150-0045
東京都渋谷区神泉町8-16
渋谷ファーストプレイス
パルコ出版　編集部

Staff

生活の木
原宿表参道店スタッフ
庄子由利
中村佳央

監修　梅原亜也子

撮影　澤木央子
ブックデザイン　若井夏澄 (tri)
スタイリング　佐々木カナコ
編集　本村のり子

撮影小物協力
UTUWA　03-6447-0070